AF641481

TCM
für jeden Tag

Prof. TCM (Univ. Yunnan) Li Wu

TCM für jeden Tag

Entspannt und gesund durch die Woche

Haben Sie Fragen an den Mankau Verlag?
Anregungen zum Buch?
Erfahrungen, die Sie mit anderen teilen möchten?

Besuchen Sie unsere sozialen Netzwerke:
www.mankau-verlag.de

Bibliografische Information der Deutschen Nationalbibliothek
Die Deutsche Nationalbibliothek verzeichnet diese Publikation in der Deutschen Nationalbibliografie; detaillierte bibliografische Daten sind im Internet über http://dnb.d-nb.de abrufbar.

Prof. TCM (Univ. Yunnan) Li Wu
TCM für jeden Tag
Entspannt und gesund durch die Woche
ISBN 978-3-86374-100-6
8. bearb. Aufl. 2026 (2013[1], 2014[2], 2015[3], 2016[4], 2017[5], 2019[6], 2022[7])

Mankau Verlag GmbH
Pfarrgasse 1
D-82497 Unterammergau
kontakt@mankau-verlag.de
Im Netz: www.mankau-verlag.de
Soziale Netzwerke: www.mankau-verlag.de/forum

Redaktion: Caren Hummel, Augsburg
Lektorat: Christine el Trabulsi, Erbach
Endkorrektorat: Dr. Thomas Wolf, MetaLexis
Gestaltung Umschlag: Andrea Barth, Guter Punkt GmbH & Co. KG
Gestaltung Innenteil: Sebastian Herzig, Mankau Verlag GmbH
Illustrationen: Sascha Wuillemet, München;
Thomas Pelletier, Saarbrücken (S. 25, 61)

Druck: Druckerei C. H. Beck, Nördlingen

FSC www.fsc.org MIX Papier | Fördert gute Waldnutzung FSC® C019821

Wichtiger Hinweis des Verlags:
Der Autor hat bei der Erstellung dieses Buches Informationen und Ratschläge mit Sorgfalt recherchiert und geprüft, dennoch erfolgen alle Angaben ohne Gewähr; Verlag und Autor können keinerlei Haftung für etwaige Schäden oder Nachteile übernehmen, die sich aus der praktischen Umsetzung der in diesem Buch dargestellten Inhalte ergeben. Bitte respektieren Sie die Grenzen der Selbstbehandlung und suchen Sie bei Erkrankungen einen erfahrenen Arzt oder Heilpraktiker auf.

Inhalt

Vorwort

Wen heute Beschwerden plagen, der kann zwischen einer ganzen Reihe von Therapieformen wählen. Neben der Schulmedizin haben sich in den letzten Jahrzehnten zahlreiche alternative Therapiemethoden etabliert. Die Traditionelle Chinesische Medizin (TCM) ist eine der bedeutendsten davon und hat bereits vielen Menschen geholfen – bei kleineren Alltagsbeschwerden ebenso wie bei langwierigen und schwereren Erkrankungen wie Migräne, Rückenbeschwerden oder chronischen Schmerzerkrankungen.

In einer Zeit, in der stressbedingte Krankheiten immer stärker zunehmen, legen viele Menschen Wert auf Heilmethoden, die einerseits nebenwirkungsarm und andererseits seit langer Zeit bewährt sind. Die TCM hat eine mehr als 2.500 Jahre alte Geschichte, die kontinuierlich dokumentiert und auch heute noch an den medizinischen Hochschulen Chinas unterrichtet wird.

Einer der Hauptgründe für die Erfolgsgeschichte der TCM in der westlichen Welt ist sicher, dass sie den Menschen ganzheitlich betrachtet und eine separate Behandlung von Körper, Geist und Seele nicht kennt. So zielen auch die einzelnen Behandlungsmethoden der TCM – ob chinesische Kräuteranwendungen, Akupressur und Akupunktur, ob Tai Chi oder Qi Gong – einerseits auf die Linderung bestimmter körperlicher Beschwerden, andererseits aber auch auf die Harmonisierung des Gesamtorganismus ab.

Innere Harmonie ist überhaupt ein Stichwort, das nicht fehlen darf, wenn man über die TCM spricht. Körperliche und seelische Gesundheit stehen in China im Zeichen der Ausgeglichenheit. Wie in allen Phänomenen der Natur sieht die chinesische Medizin auch im Menschen gegensätzliche Kräfte wirken, die zur Harmonie streben und in Einklang gebracht werden sollen. Das Harte und das Weiche, das Starke und das Schwache – Yin und Yang heißen diese Gegensätze, die harmonisiert werden müssen. Denn nur ein ausgeglichener Mensch, in dem die Lebensenergie Qi ungestört fließen kann, ist gesund.

Dieses Buch möchte Sie begleiten durch eine Woche mit der chinesischen Medizin. Neben der Darstellung ihrer Grundlagen und ihrer wesentlichen Heilmittel und Heilverfahren finden Sie hier sieben Tagesprogramme mit zahlreichen praktischen Anregungen und ausführlichen Behandlungstipps, mit denen Sie sich sanft und ohne Nebenwirkungen stärken und wieder ins Gleichgewicht bringen können.

München im Mai 2013

Prof. TCM (Univ. Yunnan) Li Wu

Die Grundlagen der TCM

Ganzheitlich heilen

Haben Sie oft Schwierigkeiten einzuschlafen? Leiden Sie unter einem nervösen Magen oder verspannten Nacken? Bedingt durch eine immer höhere Stressbelastung nehmen solcherlei Beschwerden in den westlichen Ländern in den letzten Jahrzehnten stetig zu. Und wenn auch viele Menschen darunter leiden, so werden die meisten dieser „Zipperlein" doch als typische Zivilisationsbeschwerden mehr oder weniger hingenommen.

Dabei kann die TCM gerade bei solchen Beschwerden oft viel mehr ausrichten als die klassische Schulmedizin.

Für all diejenigen, die sich nicht damit abfinden wollen, nichts gegen solche Alltagsleiden zu unternehmen, bietet die TCM eine erstaunliche Bandbreite an Therapie- und Behandlungsmethoden.

Dieses Buch versteht sich als Einführung in die Methoden der TCM. Es informiert über ihre Grundlagen und Hintergründe, zeigt auf, warum die Methoden der chinesischen Medizin gerade bei vielen der heute verbreiteten Gesundheitsbeschwerden so hilfreich sein können, und bietet schließlich Übungs- und Heilprogramme für die ganze Woche. Wir wollen Ihnen so vermitteln, wie Sie Ihrem Körper mit wenig Zeitaufwand etwas Gutes tun können.

Viele Patienten spricht die TCM deshalb so an, weil sie als ganzheitliche Medizin eine Trennung zwischen Körper, Geist und Seele nicht kennt und den Menschen deshalb als Einheit betrachtet und behandelt. Diese Akzeptanz ihrer Grundlage und die Erfolge der einzelnen Behandlungsmethoden zeigen: Methoden wie Akupunktur, Akupressur und andere Massageformen, bestimmte Ernährungsprinzipien, die Atemübungen Qi Gong und die Heilgymnastik Tai Chi machen die TCM zu einem wirkungsvollen System, in dem Vorbeugung und Gesunderhaltung eine wichtige Rolle spielen.

Anders als im Westen versteht man in China unter Gesundheit nämlich weniger die Abwesenheit von Krankheit als eine ganz bestimmte Lebensweise, die sich durch einen achtsamen und verantwortungsvollen Umgang mit sich selbst auszeichnet. In der TCM geht es also vor allem um die Vermeidung von Krankheiten, nicht um deren Bekämpfung.

Ideal ist auch die Verbindung von westlicher Medizin mit chinesischem Heilwissen. So kann eine TCM-Behandlung zum Beispiel nach einer Operation oder einer medikamentösen Behandlung ausgleichend und regenerierend wirken. Dass sich mit Methoden der TCM eine ganze Reihe von Beschwerden nachweislich gut behandeln lassen, ist inzwischen ein anerkannter Fakt. Deshalb übernehmen mittlerweile viele Krankenkassen beispielsweise bei der Schmerztherapie die Kosten für eine Akupunkturbehandlung. Allerdings ist es in solchen Fällen sicherlich hilfreich, vor der Selbstbehandlung auch einen Arzt zu Rate zu ziehen.

Ursprünge

Jede Medizin ist auch Ausdruck der Gesellschaft und Kultur eines Landes, in der sie entstanden ist. Auch die chinesische Heilkunde ist eng mit dem kulturellen Kontext Chinas verwoben und wird getragen von einer Philosophie der Verbindung von Gegensätzen und ganzheitlichem und beziehungssensiblem Denken. Dabei werden Mystik und die wirklich sichtbare Realität nie so als Gegensätze betrachtet, wie wir es in unserer westlichen Denkweise kennen, sondern verschmelzen zu einem System. So wird in der chinesischen Weltsicht dem Zusammenhang einer Krankheit mit der natürlichen und sozialen Umwelt eines Betroffenen sehr viel mehr Beachtung geschenkt.

Diese ganzheitliche Sicht auf den Menschen ist eine der wichtigsten Grundlagen der TCM. Körper, Geist und Seele bilden diesem Ansatz zufolge eine Einheit und sind bestimmte Ausprägungen der universellen Lebensenergie Qi.

Krankheiten werden in der TCM demzufolge auch nicht als Beschwerden einzelner Organe betrachtet, sondern als Störung des Gesamtorganismus. In engem Zusammenhang damit steht die Theorie der Meridiane, also der Leitbahnen, die die einzelnen Organe sowie das Körperinnere und die

Körperoberfläche miteinander verbinden und auf denen die Lebensenergie Qi fließt. Wie wir später noch sehen werden, spielen diese vor allem in der Akupunktur, der Heilmassage, aber auch in der Heilkräuterkunde eine wichtige Rolle.

Die ganzheitliche Sicht auf den Menschen bedeutet aber auch, dass dieser nie getrennt von seiner Umwelt betrachtet wird. In der Philosophie des Daoismus, die auch der TCM zugrunde liegt, ist der Mensch Teil des von Energie erfüllten Universums, unseres Planeten und der uns umgebenden Natur.

In dieser Weltsicht hängt alles voneinander ab und ist miteinander verbunden. Ein TCM-Arzt hat also auch immer die Abhängigkeiten von seelischen und körperlichen Symptomen und Umweltfaktoren im Blick und versucht, aus ihnen Rückschlüsse auf mögliche Disharmonien zu schließen.

Die theoretische Basis, auf der die TCM heute fußt, geht bereits auf das zweite Jahrhundert v. Chr. zurück. Zu diesem Zeitpunkt entwickelten chinesische Gelehrte die theoretischen Grundlagen wie die Yin-und-Yang- und die Fünf-Phasen-Theorie sowie die Theorie der Meridiane.

Der geistige Hintergrund der chinesischen Heilkunde

- → Körper, Geist und Seele bilden eine Einheit.
- → Für die Gesundheit ist ein ausgeglichener Energiefluss im Körper verantwortlich. Wird dieser gestört oder blockiert, kommt es zur Krankheit.
- → Jede Energie soll ausgewogen zwischen zwei Polen vorhanden sein. Ist zu viel oder zu wenig Lebensenergie (Qi) vorhanden, wird ein bestimmter Körperteil krank, und das wirkt sich über die Leitbahnen (Meridiane) auf den gesamten Körper aus.

Das Kräftegleichgewicht von Yin und Yang

Eines der Schlüsselkonzepte der TCM ist der Gegensatz von Yin und Yang. Er taucht erstmals in einem Dokument aus dem II. Jahrhundert auf und wird auf die Beobachtung zurückgeführt, dass in der Natur alles einem dynamischen Wandel bzw. dem Zusammenspiel gegensätzlicher Elemente unterliegt: Yin und Yang repräsentieren symbolisch diesen universellen Prozess einer sich dauernd verändernden Wirklichkeit. Beide Seiten sind untrennbar miteinander verbunden und ergänzen sich gegenseitig: Wenn das Dunkle weicht, kommt das Helle, um dann wieder dem Dunklen Platz zu machen. Den Tag gäbe es nicht ohne die Nacht, Winter nicht ohne Sommer, Ruhe nicht ohne Aktivität und Dunkelheit nicht ohne Licht.

Diese Polarität bestimmt unser Leben, denn auch im Menschen selber finden sich diese zyklischen Abläufe wieder. Alle Funktionen unseres Körpers haben einen Yin- und einen Yang-Anteil: Wir streben nach Ruhe bei Hektik, nach Entspannung bei Anspannung, nach Kälte bei Hitze, nach Leere bei Sattheit etc. Bei Überanspruchung des einen Aspekts bzw. einer Störung der Harmonie gerät das System durcheinander und es kommt zu Yang- oder Yin-Schwäche-Zuständen, die sich in bestimmten Beschwerden äußern. Krankheit ist dieser Logik zufolge immer ein Ungleichgewicht von Yin und Yang.

Bei Betrachtung dieser Polaritäten fällt auf, dass Yin und Yang zwar Gegensätzliches darstellen, diese Gegensätze einander aber brauchen. Es geht also stets darum, einen harmonischen Ausgleich der beiden Aspekte zu schaffen, da jede einzelne Kraft im Ungleichgewicht (gesundheitlichen) Schaden anrichten kann.

Die wertfreie Bedingtheit der beiden Aspeke Yin und Yang wird von diesem kreisförmigen Zeichen veranschaulicht:

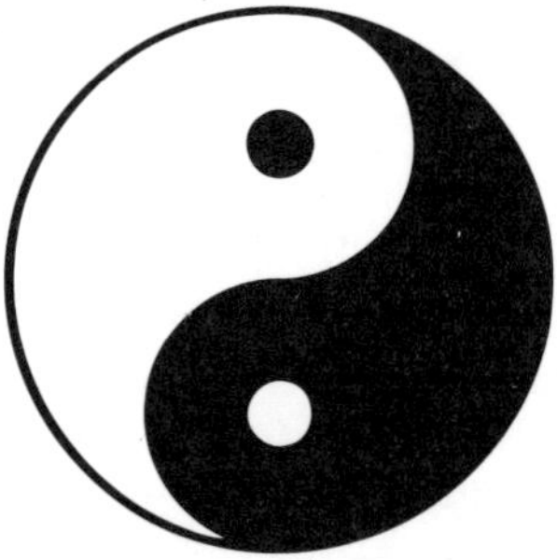

In der TCM werden auch die Bestandteile des menschlichen Körpers in Yin und Yang eingeteilt. So entspricht unsere Vorderseite Yin, unsere Rückseite hingegen Yang; unsere obere Hälfte ist mehr Yang als die untere. Links gilt als Yang und rechts als Yin, Knorpel und Sehnen als Yang und Haut und Knochen wiederum als Yin.

Yin-Organe sind stabil, aus massivem Gewebe und enthalten Energie. Sie sind verantwortlich für das Herstellen, Umwandeln, Regulieren, Speichern und Kontrollieren. Yang-Organe hingegen sind Hohlorgane, die empfangen, transportieren, verteilen und Energie abgeben, die uns zum Beispiel durch unsere tägliche Nahrung zugeführt wird.

Ziel jeder TCM-Behandlung ist der Ausgleich der Yin- und Yang-Aspekte des Körpers.

Die Entsprechungen von Yin und Yang

Yin	Yang
Weiblich	Männlich
Rechts	Links
Dunkel	Hell
Empfangend	Hingebend
Erstarrendes	Stark Verwandelndes
Stilles	Lautes
Erde	Himmel
Mond	Sonne
Kälte	Wärme
Nacht	Tag
Wasser	Feuer
Feuchtigkeit	Trockenheit
Herbst	Frühling
Winter	Sommer
Abwärtsbewegung	Aufwärtsbewegung
Passiv	Aktiv
Depressiv	Heiteres Gemüt
Leere	Fülle
Regen	Wind
Alter	Jugend
Tod	Wachstum

Yin-Körper	Yang-Körper
Unterer Körperabschnitt	Oberer Körperabschnitt
Vordere Körperseite	Hintere Körperseite
Rechte Körperhälfte	Linke Körperhälfte
Innere Körperteile	Äußere Körperteile
Körperhöhlen	Außenseite
Vollorgane	Hohlorgane
Haut und Knochen	Sehnen und Knorpel

Die Theorie der fünf Wandlungsphasen und die Lehre von den fünf Elementen

Während die Ursprünge der Yin-und-Yang-Theorie bis ins chinesische Altertum zurückreichen, findet man erste Spuren der Theorie der fünf Wandlungsphasen bereits im 4. Jahrhundert v. Chr. Ihr zufolge werden alle Erscheinungen in fünf Entwicklungsstadien bzw. -prozesse eingeordnet. In der chinesischen Gedankenwelt gilt die Zahl Fünf als Zahl des Lebens. Sie setzt sich aus der Zwei, der Zahl der Erde (Yin), und der Drei, der Zahl des Himmels (Yang), zusammen. Ihre Entsprechungen finden die fünf Phasen durch die Elemente Holz, Feuer, Erde, Metall und Wasser.

Die Theorie der fünf Wandlungsphasen und der fünf Elemente dient in der chinesischen Weisheitslehre der Beschreibung von zeitlichen Abläufen und natürlichen Entwicklungen, so zum Beispiel auch zur Beschreibung der Jahreszeiten: Holz entspricht dabei dem Frühling, Feuer dem Sommer, Erde dem Spätsommer, Metall dem Herbst und Wasser dem Winter. Man kann in ihnen aber ebenso unsere Lebensphasen von Geburt und Kindheit, dem jungen und reiferen Erwachsenenalter, Älterwerden und Tod erkennen.

Genau wie dem Yin-und-Yang-System werden auch den fünf Wandlungsphasen unzählige menschliche Phänomene wie Organfunktionen, Emotionen und psychische Haltungen zugeordnet, wie die nebenstehende Tabelle zeigt. Ebenso werden den einzelnen Elementen jeweils ganz bestimmte Eigenschaften zugeordnet: Holz ist wachsend, verwurzelt und beweglich, Feuer trocken, heiß aufsteigend und bewegend, Erde produktiv, wachsend, fruchtbar, Metall schnei-

	Holz	**Feuer**	**Erde**	**Metall**	**Wasser**
Eigenschaften	wachsend verwurzelt beweglich	trocken heiß aufsteigend bewegend	produktiv wachsend fruchtbar	schneidend hart leitend	nass, kühl absteigend fließend nachgiebig
Jahreszeit	Frühjahr	Sommer	Spätsommer	Herbst	Winter
Tageszeit	Vormittag	Mittag	Nachmittag	Spätnachmittag	Abend
Himmels-richtung	Osten	Süden	Mitte	Westen	Norden
äußere Faktoren	Wind	Hitze	Feuchtigkeit	Trockenheit	Kälte
Farbe	blau oder grün	rot	gelb-orange	weiß	blau, schwarz
Geschmack	sauer	bitter	süß	scharf	salzig
Geruch	beißend	verbrannt	duftend	ranzig	faulig
Zang-Organ	Leber	Herz	Milz	Lunge	Nieren
Fu-Organ	Gallenblase	Dünndarm	Magen	Dickdarm	Blase
Sinnesorgan	Augen	Zunge	Mund	Nase	Ohren
Körperteil	Sehnen	Blutgefäße	Muskeln	Haut	Knochen
Emotion	Ärger	Freude	Schwermut	Kummer	Angst
Laut	Schrei	Lachen	Singen	Weinen	Stöhnen
Lebensalter	Kind	Heranwachsender	Erwachsener	reifer Erwachsener	älterer Mensch
Charakter-eigenschaft	schöpferisch	impulsiv	standhaft	gewissenhaft	tiefgehend
spirituelle Bedeutung	Selbstverwirk-lichung	Klarheit	Mitgefühl	Pflichtgefühl	Weisheit

dend, hart, leitend und Wasser nass, kühl, absteigend, fließend und nachgiebig.

Die fünf Wandlungsphasen bzw. die fünf Elemente können zueinander in ganz unterschiedlichen Beziehungen stehen; so können sie sich gegenseitig hervorbringen, überwinden und kontrollieren. Wenn sie sich gegenseitig ergänzen und kontrollieren, bleibt der Mensch gesund. Beeinflussen sie sich aber gegenseitig negativ, führt dies zu psychischen und physischen Störungen. Folgendes Beispiel kann dies illustrieren: Wenn Lebensaspekte wie Ruhe und Reflexion über einen langen Zeitraum zu kurz kommen (und wir nur noch in Holz und Feuer leben), so kann dieses Ungleichgewicht der Elemente gesundheitliche Konsequenzen wie Burnout nach sich ziehen. Kaum ein Mensch ist von Natur aus vollkommen ausgewogen, das heißt, die einzelnen Elemente bzw. energetischen Qualitäten sind bei jedem Menschen unterschiedlich stark ausgeprägt.

Da die fünf Wandlungsphasen bzw. fünf Elemente und die Idee des Lebenskreislaufs Schlüssel-Konzepte der TCM sind, wollen wir die einzelnen Elemente im Folgenden noch etwas detaillierter skizzieren.

Wandlungsphase Holz (Frühling)

Im Leben des Menschen entspricht sie der Kindheit und steht für Dynamik, Flexibilität, Bewegung und etwas sich neu Entwickelndes, das sich nach außen entfalten will. Ein Holz-Typ zeichnet sich durch Tatendrang, Durchsetzungsfähigkeit und eine Neigung zur Selbstverwirklichung aus. Er ist abenteuerlustig und in jeder Hinsicht beweglich und jugendlich.

Wandlungsphase Feuer (Sommer)

Sie steht für Hitze und Süden; im Leben des Menschen entspricht sie der Zeit des jungen Erwachsenenalters: Der junge Mensch ist auf dem Höhepunkt seiner Leistungsfähigkeit, einige Potenziale aus der Wandlungsphase Holz sind bereits realisiert. Aber es ist noch immer viel Kraft vorhanden, Dinge zu bewegen. Ein Feuer-Typ ist ein Mensch, der nach vorne blickt. Er ist offen und gesellig, aktiv und extrovertiert und liebt es, Zeit mit nahestehenden Menschen zu verbringen.

Wandlungsphase Erde (Spätsommer)

Bei dieser Wandlungsphase geht es um Nähren, Reifen und um das Ernten der Früchte, auch im Leben eines Menschen, dem reifen Erwachsenenalter, wo Früchte im Sinne von Anschaffungen, Kindern und Enkelkindern oder geistiger Reife und Wissen gemeint sind. Ein Erde-Typ ist harmoniebetont, loyal und klar in seinen Aussagen und seinem Denken. Harmonie ist ihm ein besonderes Anliegen und Bedürfnis. Er strebt nach Ruhe und Ausgeglichenheit.

Wandlungsphase Metall (Herbst)

Diese Wandlungsphase ist eine Zeit des Abschieds von den nach außen strebenden Energien und der Fokussierung auf das Innere. Im menschlichen Lebenszyklus entspricht sie dem Altwerden. Die Funktionen des Körpers lassen langsam nach, man ist weniger aktiv und lebt viel aus dem Reichtum der Erinnerungen. Ein Metall-Typ ist zielgerichtet, gewissenhaft und schafft Struktur. Menschen, bei denen das Element Metall stark ausgeprägt ist, können gut unterscheiden, was sie aufnehmen und abgeben, was sie festhalten und was sie loslassen sollten.

Wandlungsphase Wasser (Winter)

Bei dieser Wandlungsphase geht es um unseren Ursprung; in unserem Lebenszyklus entspricht sie der Geburt und dem Tod.

Rückzug und innere Sammlung, die bereits als charakteristisch für die Wandlungsphase Metall beschrieben worden sind, finden hier noch ausgeprägter statt. Der Wasser-Typ ruht in sich, ist gelassen und heiter. Das Wasser steht für die Lebensweisheit, die im Alter ihren Höhepunkt erreichen kann. Von der jahreszeitlichen Abfolge her ist dieser Wandlungsphase deshalb auch der Winter zugeordnet. Alles zieht sich zurück und wartet darauf, bei den ersten Sonnenstrahlen des Frühlings wieder mit voller Kraft herauszutreten.

Die Lebensenergie Qi

„Der Mensch lebt inmitten von Qi, und das Qi erfüllt den Menschen... Alles bedarf des Qi, um zu leben", heißt es in einem Text aus dem 4. Jahrhundert n. Chr. Die chinesische Heilkunst gründet somit auf dem Studium des Qi. Bei dieser alles erfüllenden Lebensenergie handelt es sich um eine Art formloser und unsichtbarer Substanz, die jedoch immer spürbar oder besser intuitiv erfassbar ist. Unserem Verständnis zufolge entspricht Qi am ehesten den Begriffen Urkraft oder

Lebensenergie. Das Qi strömt im ganzen Körper durch die sogenannten Meridiane, auf die wir gleich noch näher eingehen werden. Solange es ungehindert fließen kann, ist der Mensch gesund und befindet sich im körperlich-seelischen Gleichgewicht. Wird der Fluss des Qi jedoch – aus welchen Gründen auch immer – gestaut oder blockiert, entsteht eine Krankheit.

In der chinesischen Vorstellung ist Qi für den Menschen absolut lebensnotwendig. Ist kein Qi vorhanden, ist der Mensch nicht lebensfähig. Gleichzeitig fließen in unserem Körper aber auch verschiedene Arten von Qi: das grobstoffliche Qi aus der Nahrung oder in unserem Meridiansystem, aber auch sehr feinstoffliches Qi, wie unsere Gedanken oder die Luft, die wir atmen.

Für die Gesunderhaltung des Menschen kommen dem Qi in der TCM die folgenden Hauptfunktionen zu:

- Qi gibt dem Körper Wärme. Für das Funktionieren unserer Verdauung und aller Prozesse im Körper ist diese Wärme absolut notwendig.
- Das Qi sorgt dafür, dass alle Prozesse im Körper ablaufen können; es hilft bei der Umwandlung unserer Nahrung in verwertbare Bestandteile und ist durch seine dynamische Seite vor allem für Transport und Bewegung von Nahrung, Blut und Flüssigkeiten unerlässlich.
- All unsere Aktivitäten, wie zum Beispiel die Bewegung der Muskeln und Gelenke, die Hormonproduktion oder die Ausschüttung von Botenstoffen im Körper, sind an das Vorhandensein von Qi gebunden.
- Qi schützt den Körper. Das Qi bekämpft äußere Einflüsse und hält sie vom Eindringen in den Körper ab.

Als „Xue“ wird in der TCM unser Blut verstanden, womit einerseits das Blut als rote Körperflüssigkeit gemeint ist, andererseits aber auch seine energetische Funktion. Man geht nämlich davon aus, dass Blut zu einem gewisen Anteil in Qi und Qi in Blut umgewandelt werden kann. Blut fließt also außer in den Blutgefäßen auch zusammen mit dem Qi in den Akupunkturleitbahnen. Die Hauptaufgabe des Blutes in der chinesischen Medizin ist die Ernährung und Befeuchtung der Gewebe und Organe. Von „Xue“ unterschieden werden alle anderen Körperflüssigkeiten wie zum Beispiel: Lymphflüssigkeit, Schweiß, Verdauungssäfte, Speichel oder die Flüssigkeiten zur Befeuchtung der Schleimhäute.

Das Meridiansystem

„Alles im Menschen wird durch die Leitbahnen zur Ganzheit verknüpft. Sie entscheiden über Leben und Tod. Sie halten Yin und Yang im Gleichgewicht“, liest man in alten Quellen. Gemeinsam mit den inneren Organen und der Körperoberfläche bildet das sogenannte Meridiansystem eine Einheit.

Chinesische Ärzte erfassten bereits vor Tausenden von Jahren unsichtbare Leitlinien, die den Körper neben Venen und Arterien, Lymph- und Nervenbahnen durchziehen. Vorstellen kann man sich diese Linien als eine Art unsichtbares und dichtes Netz, das den ganzen Körper durchwebt und alle Grundsubstanzen und Organe miteinander verbindet. Die Meridiane verbinden gewissermaßen das Körperinnere mit der Körperoberfläche und gewährleisten eine fortlaufende Zirkulation von Qi und Xue bzw. der anderen Grundsubstanzen im Körper.

Wenn der Energiefluss innerhalb einer Meridian-Leitbahn beeinträchtigt ist, kommt es zu Gesundheitsstörungen oder Krankheit. Auslöser dafür können zum einen Verletzungen oder Operationen, aber auch seelische Belastungen sein. Bei Zorn oder Angst verkrampft man sich automatisch; dieses Verkrampfen geht in der Folge häufig mit inneren Verspannungen einher, und der Energiefluss in bestimmten Leitbahnen wird blockiert.

Auch die Energiekanäle des Meridiansystems sind den beiden Prinzipien Yin und Yang zugeordnet. Das System besteht aus zwölf Hauptleitbahnen, die fünf Yin- und sechs Yang-Organen (siehe S. 24) sowie dem Herzbeutel zugeordnet sind. Je drei Yin- und je drei Yang-Organe sind dabei mit einem Arm und mit einem Bein verbunden. Die Anfangs- und Endpunkte befinden sich jeweils in den Händen und Füßen. Jedes Yin-Organ tritt paarig mit einem Yang-Organ auf. Daher kann es auch passieren, dass eine Disharmonie in einem bestimmten Organ über die Meridiane zu einem anderen Organ „wandert". So kann eine Stauung in der Magenleitbahn Schmerzen in den oberen Zähnen auslösen, da die Leitbahn durch den oberen Gaumen führt.

Im Gesamtkreislauf eines Tages fließt die Lebensergie Qi von einer Leitbahn in die andere und wechselt damit jeweils auch Yin- und Yang-Qualität. Durch die vielen Querverbindungen und Tiefenverläufe kann die Lebensenergie jede Körperstelle erreichen.

Die nachfolgende, vereinfachte Darstellung zeigt den Verlauf der Energiebahnen, auf denen sich die Punkte zur energetischen Regulierung befinden.

Die den Organen zugeordneten Yin-Meridiane

Meridianursprung Hand

- → Lungenmeridian
- → Kreislauf-Sexualität-Meridian
- → Herzmeridian

Meridianursprung Fuß

- → Milz-Pankreas-Meridian
- → Lebermeridian
- → Nierenmeridian

Die den Organen zugeordneten Yang-Meridiane

Meridianursprung Hand

- → Dickdarmmeridian
- → Dreifacher-Erwärmer-Meridian
- → Dünndarmmeridian

Meridianursprung Fuß

- → Magenmeridian
- → Gallenblasenmeridian
- → Blasenmeridian

Meridiane bzw. die auf ihnen liegenden Akupunkturpunkte können durch Druck (Akupressur, Massage), Akupunktur, Wärme oder gymnastische Übungen und Atemübungen beeinflusst werden. Im Kapitel „Die Akupressur“ (S. 60ff.) finden Sie Anregungen für Akupressur und (Selbst-)Massage; im Kapitel zu Tai Chi und Qi Gong (S. 81ff.) und in den Tagesprogrammen (S. 91ff.) finden Sie ebenfalls Übungen.

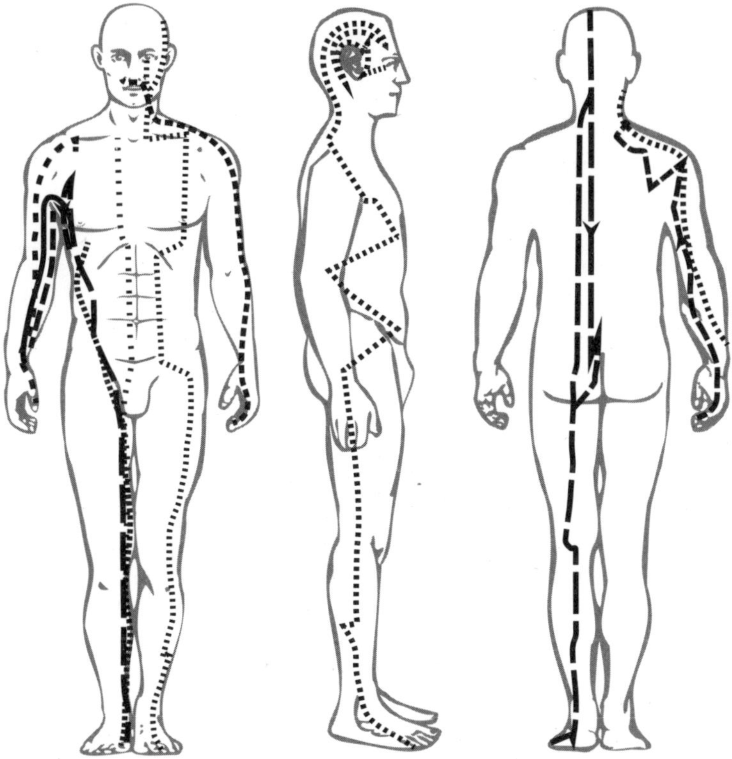

Yin- und Yang-Meridiane

Krankheitsfaktoren in der TCM

In der westlichen Medizintradition werden wir erst dann als krank betrachtet, wenn wir aufgrund körperlicher oder seelischer Beschwerden unseren Verpflichtungen nicht mehr nachkommen können. Körperliche Einschränkungen und Missstimmungen sind dabei allerdings meist lange vorher vorhanden.

In der TCM werden die Ursachen für Krankheit traditionell in drei Gruppen eingeteilt: äußere Krankheitsfaktoren oder bioklimatische Faktoren, innere Ursachen oder Emotionen und sonstige Ursachen wie die individuelle Lebensweise oder Ähnliches.

Die wichtigsten *äußeren Krankheitsfaktoren* in der TCM sind Kälte, Hitze, Wind, Trockenheit oder Feuchtigkeit. (In der westlichen Medizin kann man diese äußeren Faktoren am ehesten mit dem Eindringen von Bakterien und Viren vergleichen.)

„Kälte“ ist dabei allerdings nicht von den äußeren Gegebenheiten abhängig, das heißt, man kann sich auch im Sommer eine Kältekrankheit zuziehen, wenn die Abwehrkäfte geschwächt sind. Diese Kälte spürt der Betroffene dann auch ganz deutlich: Er fröstelt, hat Gliederschmerzen und bleibt auch bei warmem Sonnenschein lieber „eingemummelt“.

Äußere Krankheitsfaktoren dringen immer von außen in uns ein, stellen also ein „Zuviel“ dar und müssen demzufolge wieder aus dem Körper ausgeleitet werden.

Hier ein Überblick über die äußeren Krankheitsfaktoren und die mit ihnen einhergehenden Symptome:

- **Kälte:** Frösteln, Fieber, kalte Hände und Füße, Abneigung gegen Kaltes – ob Speisen oder Getränke, an einer konkreten Stelle lokalisierbare Schmerzen
- **Hitze:** Hitzegefühle, Schwitzen, Verlangen nach kalten Getränken, Fieber, Schwindel, Kopfschmerzen, brennende Schmerzen
- **Wind:** Kopfschmerzen, rote Augen, Schwindel, Taubheitsgefühle, wandernde Schmerzen, die einmal hier und einmal da auftauchen
- **Feuchtigkeit:** Bleierne Müdigkeit, kein Durst, Benommenheitsgefühl, Gewichtszunahme

Als *innere Krankheitsfaktoren* werden unsere Emotionen bezeichnet, die in Beziehung zu unseren inneren Organen stehen. In der TCM haben die inneren Organe nämlich nicht nur einen rein anatomischen Anteil, sondern korrespondieren auch mit psychischen Aspekten. Und es sind nicht die Gefühle an sich, die zu Störungen führen und krank machen, sondern lang anhaltende und vor allem unterdrückte Gefühle. Als Ausdruck einer gesunden Empfindung und Lebensfunktion sind diese Emotionen grundsätzlich natürlich wichtig. Sie werden werturteilsfrei betrachtet, gelten als weder gut noch schlecht, solange ihre Balance gegeben ist.

Da diese krankmachenden Emotionen zu Störungen auf der Ebene des Qi-Flusses führen, besteht die Behandlung hier nicht wie bei den äußeren Krankheitsfaktoren in der Ausleitung aus dem Körper, sondern in der Harmonisierung der Qi-Bewegung im Körper.

Hier ein kurzer Überblick über die inneren Krankheitsfaktoren und die mit ihnen einhergehenden Symptome:

- → **Zorn:** Kopfschmerzen, Ohrensausen, Verspannungen, Schwindel, Magenschmerzen, Depression
- → **Freude:** Schlafstörungen, Übererregbarkeit, Unruhezustände
- → **Traurigkeit:** Müdigkeit, Schüchternheit, Atemnot, sozialer Rückzug, depressive Verstimmung
- → **Angst:** Schlafstörungen, Atemnot, Herzklopfen, Nachtschweiß, Hitzegefühl in Gesicht und Brust

Zu den *sonstigen Faktoren* zählen unregelmäßiges, übermäßiges und zu schnelles Essen, Exzesse jeglicher Art, Verausgabungen oder Verletzungen wie beispielsweise Knochenbrüche.

Diagnostik

Im Laufe ihrer 2.500-jährigen Geschichte hat sich in der chinesischen Medizin ein sehr feines System der Diagnose entwickelt. Die vier diagnostischen Methoden in der TCM heißen folgendermaßen:

1. **Fragen:** Anamnese, Gespräch
2. **Fühlen:** Puls, Bauchdecke, einzelne Körperregionen und Akupunkturpunkte
3. **Sehen:** Zunge, Gesicht, Haut
4. **Hören/Riechen:** Zum Beispiel Atem- und Darmgeräusche, Stimme, Körpergeruch, Körperausscheidungen

Traditionelle chinesische Heilmittel und Heilverfahren

Wie eingangs ausgeführt, steht die Anregung der Lebensenergie Qi im Zentrum der TCM. Jeder Beschwerde, ganz gleich ob körperlicher oder seelischer Natur, liegt demnach eine Störung des Gleichgewichts zwischen den Polen Yin und Yang zugrunde. Bei der Behandlung geht es also stets darum, das aus dem Lot geratene Gleichgewicht wiederherzustellen bzw. den Fluss der Lebensenergie so anzuregen, dass die Selbstheilungskräfte des Körpers geweckt werden bzw. gravierende Beschwerden gar nicht erst entstehen.

Dabei sind die Heilmethoden der TCM vielfältig: Heilkräuter und chinesische Tees, manuelle Techniken wie Akupressur und (Selbst-)Heilmassage, Atem-, Bewegungs- und Meditationsübungen und eine genussvolle, ausgewogene Ernährungsweise.

Nach einem Überblick über die verschiedenen Methoden finden Sie zu jeder einzelnen Technik und den unterschiedlichen Körperbereichen Übungen zur Selbstbehandlung.

Chinesische Arzneimittel: Rezepturen, Heilkräuter und Heilpflanzen

Chinesische Ärzte halten ihre Erfahrungen mit Heilpflanzen und Heilkräutern seit vielen Jahrtausenden fest. Und natürlich erfordert es sehr viel Zeit und eine gute Beobachtungsgabe, die Wirkung unterschiedlicher Arzneien auf den menschlichen Organismus zu erforschen. Viele chinesische Heilmittel bestehen aus mehreren pflanzlichen Zutaten; wie in der westlichen Naturheilkunde und der Homöopathie werden teilweise auch Giftpflanzen eingesetzt. Zur Selbst-

Das Temperaturverhalten von Heilpflanzen

- Pflanzen mit **„kalten“** Merkmalen werden zur Behandlung von Krankheiten eingesetzt, die mit Fieber, Rötungen oder unangenehmem Brennen einhergehen.
- **„Kühle“** Pflanzen werden gegen leichtes Fieber oder Sommerhitze eingesetzt.
- **„Warme“** Pflanzen wirken gegen leichtes Frösteln oder Schüttelfrost, können aber auch bei allgemeiner Kreislauf- oder Körperschwäche helfen.
- Pflanzen mit **„heißen“** Merkmalen wirken gegen Kälte oder Schüttelfrost.
- Pflanzen mit **„neutralen“** Merkmalen wirken normalisierend auf die Körperfunktionen.

behandlung dürfen diese Pflanzen natürlich keinesfalls verwendet werden. Neben solchen und anderen exotischen Mitteln nützt die TCM aber auch viele unserer alltäglichen Küchen- und Gartenkräuter wie Löwenzahn, Brunnenkresse, Minze und Gartenbalsamie.

Wie alle anderen TCM-Methoden dienen auch chinesische Arzneien dazu, das gestörte Kräftegleichgewicht im Körper wiederherzustellen, sodass im Körper ein Selbstheilungsprozess einsetzen kann. Während man in der westlichen Medizin hauptsächlich auf die genaue chemische Zusammensetzung einer Heilpflanze achtet, um ihren gesundheitlichen Nutzen einschätzen zu können, achten TCM-Ärzte bei jeder Arznei vorwiegend auf die folgenden drei Kriterien: das Temperaturverhalten, die Geschmacksrichtung und die Wirktendenz.

Die Geschmacksrichtungen

In der chinesischen Ernährungslehre wird jede Substanz einer bestimmten Geschmacksrichtung zugeordnet. Dazu zählen das Scharfe, das Süße, das Saure, das Bittere und das Salzige. Jede dieser Geschmacksrichtungen entspricht wiederum einer Wandlungsphase und ist somit auch einem bestimmten Funktionsbereich zugeordnet, wie die Tabelle auf S. 32 zeigt.

Wirkungsart und Dosierung

Die Wirkung einer Arznei hängt auch von ihrer Zubereitung ab. Ein roher Rettich ist zum Beispiel scharf und wirkt auf

Zuordnung der Arzneimitteleigenschaften			
Äußere Faktoren (Temperatur)	**Geschmacksrichtung**	**Funktionsbereich**	**Wandlungsphase**
Trockenheit	Scharf	Lunge, Dickdarm	Metall
Feuchtigkeit	Süß	Milz, Magen	Erde
Wind	Sauer	Leber, Gallenblase	Holz
Hitze	Bitter	Herz, Dünndarm	Feuer
Kälte	Salzig	Nieren, Harnblase	Wasser

den Funktionsbereich Lunge. Kocht man ihn aber, so ändert er seinen Geschmack und schmeckt eher süßlich. Dann begünstigt er zusätzlich Magen oder Milz.

Auf den folgenden Seiten sollen wichtige Nahrungsmittel, Heilkräuter und ihre wohltuende Wirkung erläutert werden. Wir haben dabei fast ausschließlich Küchen- und Gartenpflanzen ausgewählt, die auch hierzulande erhältlich sind. Sie finden diese in der Natur, im Bioladen, in der Feinkostabteilung sowie in asiatischen Spezialgeschäften.

Tatsächlich werden Heilpflanzen und andere Substanzen in der Praxis selten einzeln verwendet, sondern meist kombiniert. Dabei ergänzen sich die einzelnen Komponenten in ihrer Wirkung, verstärken und beeinflussen sich gegenseitig und verbessern so die heilende Kraft einzelner Arzneigrundlagen. In auf TCM spezialisierten Apotheken erhalten Sie chinesische Arzneien in Packungsform (als Tabletten, Kapseln, Injektionslösungen, Pulver etc.). Individuell auf den Patienten abgestimmte Rezepte kann natürlich nur ein erfahrener Arzt oder Heilpraktiker zusammenstellen. Wichtig ist auch, dass keine der chinesischen Arzneien für den langfristigen Gebrauch gedacht ist. Sie ergänzen in der Regel andere Maßnahmen und ändern sich mit der Befindlichkeit des Patienten. In unklaren Fällen sollten Sie grundsätzlich einen Arzt aufsuchen und auf eine Selbsttherapie verzichten.

Hier finden Sie nun also eine Auflistung wichtiger Heilkräuter und Nahrungsmittel, die Sie zur Selbstbehandlung (vorwiegend in Form von Abkochungen oder Tees) einsetzen können.

Aloe Vera *(Aloe barbadensis)*

Vorkommen: Die Aloe gedeiht in sandig-lehmigen Böden. Aloe Vera ist in allen tropischen und mediterranen Regionen beheimatet. Die Blätter dieser Wüstenlilie werden zur Herstellung von Arzneien verwendet.
Wirkung: Fiebersenkend, kühlend, reinigend, entwässernd, abführend und Gallensaft anregend
Geschmack: Bitter
Energie: Kalt
Element: Wasser
Darreichungsformen: Tee (innerlich), Tabletten (innerlich), Pulver (äußerlich), Gel (äußerlich)
Anwendung: Sonnenbrand, leichte Verbrennungen, Verstopfung
Einschränkung: Aloe Vera sollte in der Schwangerschaft nicht eingenommen werden; auch in der Stillzeit nur nach Rücksprache mit einem Arzt anwenden.

Ananas *(Ananans comosus (l.) Merr.)*

Vorkommen: Diese Frucht ist in Asien, Afrika sowie in Mittel- und Südamerika heimisch.
Wirkung: Entwässernd, entzündungshemmend, verdauungsfördernd
Geschmack: Süß
Energie: Neutral
Element: Erde
Darreichungsformen: Saft (innerlich), Pulver (innerlich/äußerlich), frische Frucht (innerlich/äußerlich)
Anwendung: Schlaflosigkeit, Sonnenstich, Appetitlosigkeit, Übergewicht

Angelikawurzel *(Radix angelicae dahuricae)*

Vorkommen: Engelwurz gedeiht in Nordeuropa und Nordasien an Flussufern und Wiesen. Verwendet wird der getrocknete Wurzelstock.
Wirkung: Krampflösend, wärmend, desinfizierend, abführend und Gallensaft anregend
Geschmack: Scharf
Energie: Warm
Element: Erde
Darreichungsformen: Öl, Pulver, Wein
Anwendung: Erkältungskrankheiten, Kreislaufbeschwerden, Nasennebenhöhlenentzündung, Zahnschmerzen

Banane *(Musa paradisiaca)*

Vorkommen: Die Banane gedeiht in Südchina, Lateinamerika und Afrika sowie in Südeuropa.
Wirkung: Fiebersenkend, entgiftend, stärkt Qi und Blut, stärkt Yin
Geschmack: Süß
Energie: Kalt
Element: Erde
Darreichungsformen: Frucht ohne Schale (innerlich), Saft (innerlich), getrocknete und abgekochte Schale (äußerlich)
Anwendung: Magenschmerzen, Durchfall, Hautjucken und Insektenstiche

Bohne, grüne *(Phaseolus vulgaris l.)*

Vorkommen: Die Sau- oder Puffbone wird in China und einigen Teilen Europas angebaut.
Wirkung: Stärkt Qi, Blut, Milz und Nieren
Geschmack: Süß
Energie: Neutral
Element: Erde
Darreichungsformen: Saft (innerlich), Pflanze (innerlich), Pulver (innerlich/äußerlich), getrocknete Frucht (innerlich)
Anwendung: Durchfall, Erbrechen
Gefahren: Samen und unreife Hülsen sind ungekocht giftig.

Chrysantheme *(Chrysanthemum indicum)*

Vorkommen: Der Ursprungsort ist unklar. Die getrockneten Blüten der wild wachsenden Chrysantheme werden in China seit über 2.000 Jahren als Heilmittel geschätzt und angewendet.
Wirkung: Entgiftend, fiebersenkend, wirkt auf Lunge und Leber
Geschmack: Bitter bis süß
Energie: Kühl
Element: Holz, Wasser
Darreichungsformen: Abkochung (innerlich), Tee (innerlich), getrocknete Blüten (innerlich), Brei (äußerlich), frischer Saft (äußerlich)
Anwendung: Bluthochdruck, Sehschwäche, Fieber, Schlaflosigkeit, Kopfschmerzen, Schluckbeschwerden, Abzesse
Einschränkung: Es kann bisweilen zu allergischen Reaktionen kommen.

Dattel *(Phoenix dactylifera)*

Vorkommen: Die Dattelpalme wächst in den Tropen und Subtropen. In der Arzneikunde werden die Früchte vor allem frisch oder getrocknet verwendet.
Wirkung: Stimmungsaufhellend, verdauungsanregend
Geschmack: Süß
Energie: Neutral, warm
Element: Feuer, Erde
Darreichungsformen: Frische und getrocknete Frucht (innerlich), Tee (innerlich), Pulver (innerlich)
Anwendung: Verstimmungen, Trauer, Erschöpfung und Schlaflosigkeit

Einschränkung: Bei übermäßigem Verzehr können Datteln Durchfall verursachen.

Fenchel *(Foeniculum vulgare)*

Vorkommen: Fenchel ist im Mittelmeerraum heimisch. Heute wächst er in vielen Ländern der Erde. Seit Jahrhunderten verwendet man in China seinen Samen, die Blätter und Wurzeln der aromatischen Gewürzpflanze.
Wirkung: Stärkt das Qi, treibt Kälte aus, beruhigt Yin, wärmt die Nieren, harmonisiert den Magen
Geschmack: Scharf
Energie: Warm
Element: Erde
Darreichungsformen: Tee (innerlich), Abkochung (innerlich), Pulver (innerlich), Samen (innerlich/äußerlich), Öl (innerlich/äußerlich)
Anwendung: Blähungen, leichte Bauch- und Magenschmerzen, Brechreiz, Verdauungsstörungen, Rückenschmerzen, Menstruationsbeschwerden

Geißblatt, japanisches *(Lonicera japonia var. Sinensis)*

Vorkommen: Das japanische Geißblatt kommt aus Asien, gedeiht aber heute auch in vielen Teilen der USA.
Wirkung: Entzündungshemmend, entgiftend, fiebersenkend
Geschmack: Süß und sauer
Energie: Neutral
Element: Holz, Erde

Darreichungsformen: Abkochung (innerlich/äußerlich), Pulver (äußerlich)
Anwendung: Fieber, Grippe, Mumps, Bindehautentzündung, geschwollene Gelenke, rheumatische Beschwerden

Ginseng *(Panax ginseng)*

Vorkommen: Der asiatische Ginseng ist in der Mandschurei, in Nordkorea und im pazifischen Küstengebiet heimisch.
Wirkung: Anregend, stimmungsaufhellend, abwehrstärkend, entwässernd, stärkt Lunge und Milz
Geschmack: Süß und leicht bitter
Energie: Warm
Element: Erde
Darreichungsformen: Tonikum (innerlich), Abkochung (innerlich), Pulver (innerlich), Pillen (innerlich)
Anwendung: Asthma, Übelkeit, Impotenz, Kopfschmerzen, Durchblutungsstörungen, Sehschwäche

Gurke *(Cucumis sativus)*

Vorkommen: Die Gurke stammt aus Asien, heute ist sie auf der ganzen Welt verbreitet. In der Heilkunde verwendet man die Früchte, aber auch die Wurzeln und unteren Blätter der Gurkenpflanze.
Wirkung: Abführend, harntreibend, entgiftend, stärkt Qi und Blut, kühlt bei Hitze, beruhigt Yang
Geschmack: Leicht süß
Energie: Kühl
Element: Erde

Darreichungsformen: Abkochung (innerlich), Brei (äußerlich), Tabletten (innerlich)
Anwendung: Verbrennung, Heiserkeit, Bluthochdruck, depressive Verstimmungen, Mandelentzündung

Ingwer *(Zingiber officinale)*

Vorkommen: Ingwer wird in tropischen Gegenden wie Indien, Nigeria und China angebaut. Als Heilmittel dienen frische oder auch getrocknete Wurzeln.
Wirkung: Stärkt Magen, Milz und Lunge. Er wirkt schleimlösend, verdauungsfördernd, treibt Kälte aus und ist schweißtreibend.
Geschmack: Scharf
Energie: Warm (frisch), heiß (getrocknet)
Element: Metall
Darreichungsformen: Presssaft (innerlich), Brei (innerlich/äußerlich), gekochte Pflanze (innerlich), Abkochung aus getrockneter Wurzel (innerlich)
Anwendung: Übelkeit, Erbrechen, Erkältungen, Durchfall, Blähungen, nervöser Magen, Appetitlosigkeit, rheumatische Beschwerden

Knoblauch *(Allium sativum)*

Vorkommen: Knoblauch ist in Europa und Zentralasien heimisch.
Wirkung: Antibiotisch, entgiftend, entzündungshemmend, antiparasitisch, bakterizid, cholesterinsenkend; stärkt Magen, Lunge und Milz; fördert den Fluss von trägem Qi, treibt Kälte aus

Geschmack: Scharf
Energie: Warm
Element: Metall
Darreichungsformen: Rohe und gekochte Zwiebel (innerlich), Brei (äußerlich), Pillen (innerlich)
Anwendung: Erkältungen, Karbunkel, Keuchhusten, Bauchschmerzen (durch Kälte verursachte), Bindehautentzündung, Ödeme, Insektenstiche, Durchfall

Koriander *(Coriandrum sativum)*

Vorkommen: Herkunftsorte sind der Mittlere Osten und Europa. In China benutzt man seit vielen Jahrhunderten die ganze Pflanze sowohl für Speisen als auch für Arzneimittel samt Wurzeln und Samen.
Wirkung: Stärkt Lunge und Milz, reguliert Qi, beruhigt Yin, schleimlösend, verdauungsfördernd
Geschmack: Scharf
Energie: Warm
Element: Metall
Darreichungsformen: Abkochung (innerlich/äußerlich), Pulver (innerlich)
Anwendung: Verstopfung, Verdauungs- und Magenbeschwerden, Zahnschmerzen

Löwenzahn *(Taraxacum)*

Vorkommen: Der Löwenzahn ist in Europa heimisch.
Wirkung: Entzündungslindernd, entgiftend, vertreibt Hitze
Geschmack: Süß und bitter

Energie: Kühl
Element: Holz
Darreichungsformen: Abkochung (innerlich), Pulver (innerlich), frischer Saft (innerlich), Brei (äußerlich)
Anwendung: Chronische Gastritis, Infektionen der Harnwege sowie der oberen Atemwege, Dermatitis

Mungbohne *(Phaseolus radiatus syn., P. aureus, P. mungo)*

Vorkommen: Mungbohnen gibt es in China und anderen asiatischen Ländern. Sie zählen in China zu den wichtigsten Nahrungsmitteln. Medizinisch werden sowohl die ganze Bohne als auch die Samenschale verwendet.
Wirkung: Kühlend, beruhigt Yang, wirkt auf Magen und Herz
Geschmack: Süß
Energie: Kühl
Element: Erde
Darreichungsformen: Abkochung (innerlich), Pulver (innerlich), Mehl (äußerlich)
Anwendung: Durchfall, Furunkel, Ödeme, Harndrang

Muskatnuss *(Myristika fragans)*

Vorkommen: Ursprünglich kommt die Muskatnuss aus Indonesien, heute wird sie in vielen tropischen Ländern, auf den Westindischen Inseln oder in China angebaut.
Wirkung: Stärkt Magen, Dickdarm und Milz, reguliert und stärkt Qi, treibt Kälte aus, verdauungsfördernd
Geschmack: Scharf

Energie: Warm
Element: Metall
Darreichungsformen: Getrocknete Samen (innerlich)
Anwendung: Sodbrennen, Verdauungsschwäche, Blähungen, Durchfall, Erbrechen

Papaya *(Carica papaya)*

Vorkommen: Die Papaya wächst in tropischen Ländern wie Indien, Hawaii, aber auch in China und den USA.
Wirkung: Trocknet die Feuchtigkeit, stärkt Qi und Blut
Geschmack: Süß, leicht bitter
Energie: Neutral
Element: Feuer und Erde
Darreichungsformen: Abkochung, rohe Frucht
Anwendung: Verdauungsstörungen, Verstopfung, Magenschmerzen, rheumatische Leiden

Pfefferminze *(Mentha X. Piperita l.)*

Vorkommen: Die Pfefferminze ist in Mitteleuropa heimisch.
Wirkung: Unterstützt Yang, reguliert Qi, stärkt das Blut
Geschmack: Scharf
Energie: Kühl
Element: Feuer und Metall
Darreichungsformen: Tee (innerlich), frische Blätter (innerlich/äußerlich), Pulver (innerlich), Pastillen (innerlich)
Anwendung: Kopfschmerzen, Heiserkeit, Fieber, Verdauungsschwäche, Zahnschmerzen

Rosmarin (*Rosmarinus officinalis*)

Vorkommen: Der Rosmarin stammt aus dem Mittelmeerraum.
Wirkung: Reguliert Qi, beruhigt Yin, stärkt den Magen, treibt Kälte aus, beruhigt den Geist
Geschmack: Scharf
Energie: Warm
Element: Metall
Darreichungsformen: Öl (innerlich), getrocknete Nadeln (innerlich), Abkochung (innerlich)
Anwendung: Nervosität, Kopfschmerzen, schwache Menstruationsblutung

Safran (*Crocus sativus*)

Vorkommen: Der Safran ist im östlichen Mittelmeerraum heimisch.
Wirkung: Stärkt Herz und Leber, durchblutungsfördernd, schmerzlindernd, stärkt Qi und Blut
Geschmack: Süß und scharf
Energie: Neutral
Element: Holz und Erde
Darreichungsformen: Tee (innerlich), Abkochung (innerlich), Wein (innerlich)
Anwendung: Menstruationsbeschwerden, Bauchschmerzen, depressive Verstimmungen
Einschränkung: Schwangere sollten auf Safran verzichten.

Sesam, schwarz (*Sesamum indicum*)

Vorkommen: Die Pflanze ist in Südasien heimisch.
Wirkung: Stärkt Nieren und Leber, stärkt Qi und Blut, kühlt Hitze, beruhigt Yang, befeuchtet Trockenheit
Geschmack: Süß
Energie: Kühl
Element: Erde
Darreichungsformen: Abkochung (innerlich/äußerlich), Pillen (innerlich), Pulver (innerlich/äußerlich), Brei (äußerlich)
Anwendung: Rheumatische Arthritis, Schwindel, Zahnschmerzen, Verstopfung, Erschöpfung, Hämorrhoiden

Sojabohne (*Clycine max.*)

Vorkommen: Die Sojabohne wächst in China, Brasilien und den USA.
Wirkung: Stärkt Qi und Blut, beruhigt Yang, stärkt die Milz und den Dickdarm, wirkt entwässernd und bakteriell
Geschmack: Süß
Energie: Kühl
Element: Erde
Darreichungsformen: Schale (innerlich), Abkochung (innerlich), Brei (äußerlich)
Anwendung: Halsschmerzen, trockener Husten, Verbrennungen, Verstopfung, rheumatische Arthritis, nachlassende Sehkraft, übermäßiges Schwitzen

Süßholz *(Glycyrrhiza uralensis, G. glabra, G. inflata, G. kansuensis)*

Vorkommen: Das Süßholz wird in Europa, im Mittleren Osten und im weiteren Asien angebaut. Beim Süßholz handelt es sich um die getrockneten unterirdischen Wurzeln verschiedener Pflanzen dieser Gattung.
Wirkung: Cholesterinsenkend, fördert die Wundheilung, fiebersenkend, verringert die Magensekretion
Geschmack: Süß
Energie: Neutral
Element: Holz
Darreichungsformen: Abkochung (innerlich/äußerlich), Pulver (innerlich), Pillen (innerlich)
Anwendung: Leichte Vergiftungen, Allergien, Halsentzündung, Husten, Verstopfung, nervöser Magen

Walnuss *(Juglans regia)*

Vorkommen: Der Walnussbaum war in Westasien heimisch, heute wird er in vielen anderen Teilen der Welt angepflanzt. In der chinesischen Medizin verwendet man neben der Nuss auch die Schalen und andere Teile des Baumes.
Wirkung: Stärkt Qi und Blut, treibt Kälte aus, wärmt und stärkt Lunge und Nieren, macht den Darm gleitfähiger, beruhigt Yin
Geschmack: Süß
Energie: Warm
Element: Erde
Darreichungsformen: Rohe Nuss (innerlich), Abkochung (innerlich/äußerlich), Öl (innerlich), Brei (innerlich/äußerlich)
Anwendung: Verstopfung, Übersäuerung, Husten

Wassermelone (*Citrullus lanatus, C. vulgaris*)

Vorkommen: Die Melone stammt aus Afrika, sie wird heute aber auf der ganzen Welt angebaut.
Wirkung: Stärkt Qi und Blut, kühlt Hitze, beeinflusst Magen, Herz und Blase, harntreibend, fiebersenkend
Geschmack: Süß
Energie: Kalt
Element: Erde
Darreichungsformen: Fruchtfleisch (innerlich), Saft (innerlich/äußerlich), Asche (äußerlich)
Anwendung: Verstopfung, Hals- und Nierenentzündug, Erkrankungen der Harnwege, leichte bis schwere Verbrennungen

Weißdorn (*Crataegus monogyna Jacq.*)

Vorkommen: Der Weißdorn gedeiht in ganz Mitteleuropa.
Wirkung: Verdauungsfördernd, durchblutungsanregend
Geschmack: Süß und sauer
Energie: Mild
Element: Holz
Darreichungsformen: Tee (innerlich), Dragees (innerlich)
Anwendung: Magenbeschwerden, Herzprobleme

Chinesische Kräutertees

Natürlich dürfen im Rahmen einer Einführung in die TCM einige wichtige Tee-Rezepturen nicht fehlen – hat der Teegenuss in China doch einen ganz besonderen Stellenwert.

Man kann sagen, dass das Tee-Trinken gewissermaßen in China erfunden worden ist. Bis heute haben die Zubereitung von Tee und dessen Genuss in China einen fast rituellen Charakter. Ebenso wie die eben aufgeführten Nahrungsmittel tragen auch chinesische Heiltees dazu bei, das Qi zu stärken. Sie helfen, innere Ruhe, Gelassenheit und somit letztlich auch eine ausgewogene Gesundheit wiederzufinden. Die im Folgenden beschriebenen chinesischen Kräutertees können Sie bei verschiedenen Beschwerden ganz gezielt einsetzen. Manche von ihnen, wie der Grüne Tee oder der Pu-Erh-Tee, sind auch im westlichen Kulturkreis schon sehr bekannt und im Handel leicht erhältlich. Die anderen erhalten Sie in Apotheken, Reformhäusern, Drogerien und im Fachhandel.

Grüner Tee

Dieser seit einigen Jahren auch bei uns sehr bekannte und in verschiedensten Geschmacksrichtungen angebotene Tee wird aus den Blättern des Teestrauchs Camellia sinensis gewonnen. Er wird nur getrocknet und nicht fermentiert, geröstet oder parfümiert.

Grüner Tee ist reich an Vitamin C und enthält wertvolle Mineralien wie Kalzium, Fluor und Zink. Er ist außerdem reich an Enzymen, die die Risikofaktoren für Arteriosklerose und Herzinfarkt herabsetzen. Bei regelmäßigem Genuss verbessern sich Blutdruck-, Blutfett-, Cholesterin- und Blutzuckerwerte.

Zubereitung: Bringen Sie Wasser zum Kochen und lassen Sie es auf 85°C abkühlen. Für den Aufguss genügen 1 bis 1½ g Teeblätter pro Tasse: je kürzer der Aufguss, desto anregender ist seine Wirkung – je länger, desto beruhigender.

Pu-Erh-Tee

Der „Rote Tee" ist der älteste der Menschheitsgeschichte und wird aus den Blättern eines nur in Südwestchina wachsenden Baumes der Art Camellia sinensis gewonnen. Pu-Erh-Tee gleicht Yin und Yang aus und beeinflusst den Stoffwechsel sowie ernährungsbedingte Krankheiten günstig. Er entgiftet, entschlackt, regt die Verdauung an und wirkt stärkend auf das Immunsystem.

Zubereitung: Sie können einen knappen halben Teelöffel der losen Teeblätter bis zu viermal mit auf ca. 85°C abgekühltem Wasser in einer Tasse aufgießen. Die Ziehzeit beträgt 20 Sekunden beim ersten Aufguss, 30 Sekunden beim zweiten, eine Minute beim dritten und eineinhalb Minuten beim vierten. Für eine optimale Wirksamkeit sollten Sie drei bis fünf Tassen über den Tag verteilt trinken.

Dong-Ling-Tee

Er wird aus der seltenen Pflanze Dong Ling Cao gewonnen, die in der chinesischen Zentralprovinz Henan beheimatet ist. Unter der Bezeichnung „Bing Ling Tea", „Winter-iced-Tea" oder „Chinesischer Zauber-Tee" ist er auch im Westen erhältlich.

Dong-Ling-Tee wirkt immunstärkend, antientzündlich, beugt gegen Krebs vor, fördert die Verdauung und verlangsamt den Alterungsprozess.

Zubereitung: Gießen Sie den Tee mit auf ca. 85°C bis 80°C abgekühltem Wasser auf. Ein Teebeutel kann bis zu viermal aufgegossen werden.

Tienchi-Danshen-Tee

Hier ergänzen sich die besten Ginseng-Gewächse zu einer einmaligen Kombination: Notoginseng und roter Ginseng. Sie gelten in China als Zaubermittel für ein langes und gesundes Leben. Der Tee ist wirksam bei Angina Pectoris, Bluthochdruck und geschwächtem Immunsystem.

Zubereitung: Der Beutelinhalt ist ausreichend für drei Tassen pro Tag. Übergießen Sie jeweils ein Drittel davon mit heißem oder auch kaltem Wasser; das Granulat löst sich bei jeder Wassertemperatur auf. Trinken Sie den Tee morgens auf nüchternen Magen, mittags vor dem Essen und nachmittags gegen 15 Uhr.

Drei-Blumen-Trank

Der klassische Schönheits- und Immun-Tee der Chinesen ist ein Instant-Tee und besteht aus den folgenden Zutaten: Notoginseng (bringt Qi wieder in Fluss, verbessert die Sauerstoffversorgung und die Durchblutung), Chrysantheme (verbessert die Struktur der Haare, lindert Augenschmerzen und -entzündungen und hilft bei Magenschmerzen und Verdauungsstörungen) und Geißblatt (hilft, Blutzucker- und

Blutfettwerte zu normalisieren, fördert den Zellstoffwechsel, harmonisiert Yin und Yang und stärkt die Seele.

Zubereitung: Dieser Tee ist in Chinaläden oder über den Versandhandel erhältlich. Ein Beutel mit Granulat reicht für drei Tassen. Übergießen Sie jeweils ein Drittel des Granulats mit heißem Wasser und trinken Sie eine Tasse Tee morgens auf nüchternen Magen, mittags vor dem Essen und abends vor dem Schlafengehen.

Acht-Schätze-Tee

Wie viele der anderen chinesischen Heil-Tees ist dieser Tee ein Naturprodukt aus Yunnan, dem Kräutergarten Chinas. Er besteht aus acht verschiedenen Kräutern, Blüten und Früchten, gleicht Yin und Yang aus und bringt Qi wieder zum Fließen.

Zubereitung: Verwenden Sie eine große Teetasse (0,25 l). Gießen Sie den Tee mit nicht mehr siedendem Wasser auf und lassen Sie ihn vier Minuten ziehen. Sie können ihn so oft aufgießen, wie Sie möchten. Der Tee entfaltet seine Wirkung auch nach dem zehnten Aufguss noch.

Ling-Zhi-Tee

Ling Zhi stammt aus dem Wunderpilz Ganoderma und verspricht eine robuste Gesundheit und ein hohes Alter.

Zubereitung: Übergießen Sie einen Beutel mit nicht mehr kochendem Wasser (80°C bis 85°C) und lassen Sie den Tee etwa 20 bis 30 Sekunden ziehen. Er lässt sich für drei weitere Aufgüsse verwenden, muss dann aber länger ziehen. Den Tee nicht süßen oder mit Milch vermischen, da dies die Wirkung mindert.

Ernährung nach den fünf Elementen

In der chinesischen Medizin ist Essen nicht nur Genuss, sondern auch ein wichtiges Mittel zur Gesunderhaltung und Heilung. Eine gesunde Mahlzeit zeichnet sich durch die Ausgewogenheit zwischen Yin- und Yang-Zutaten und deren Zuordnung im Rahmen der fünf Elemente aus: Hell und Dunkel, Mild und Scharf, Kalt und Heiß sollen eine ausgewogene Komposition bilden, die Temperatur, die Farbe, das Aroma und der Geschmack einen harmonischen Gesamteindruck hinterlassen.

Thermische Wirkung von Lebensmitteln

Das Temperaturverhalten von Lebensmitteln spielt in der chinesischen Küche eine ganz besondere Rolle. Bevorzugt werden warme, kurz gegarte Gerichte mit wenig Fett, da sie den Stoffwechsel nicht belasten.

Empfohlen wird im Allgemeinen der Verzehr von reichlich leicht gegartem Getreide und Gemüse sowie frischen Früchten; dazu können nach Belieben kleine Mengen an Fleisch, Fisch oder Milchprodukten kombiniert werden. Zu viele Milchprodukte begünstigen die Schleimansammlung im Körper. Scharfe und heiße Nahrungsmittel sollten nur in Maßen genossen werden.

Im Folgenden finden Sie einen Überblick über das thermische Verhalten einiger wichtiger Lebensmittel:

- **Kalt:** Avocados, Bier, Grüner Tee, Gurken, Joghurt, Mineralwasser, Tomaten, Sojasauce, Spargel, Zucchini, Kürbis, Safran, Wildfleisch

- **Kühl**: Kräutertee, Äpfel, Birnen, Mandarinen, Brokkoli, Salate, Sojabohnen, Weizen, Reis, Tofu, Ente, Pute
- **Neutral**: Eier, Butter, Milch, Sauermilcherzeugnisse, Getreide, Kartoffeln, Möhren, Kohl, Pilze, Mais, Hülsenfrüchte, Feldsalat, Trauben, Feigen, Nüsse, Rindfleisch
- **Warm**: Schwarzer Tee, Kaffee, Kakao, Wein, Kokosmilch, Essig, rote Bete, Lauch, Zwiebeln, getrocknete Kräuter und Gewürze, Sonnenblumenkerne, Pfirsich, süße Melonen, Papayas, Pflaumen, Beeren, Kirschen, die meisten Fischsorten, Huhn/Hähnchen, die meisten Käsesorten
- **Heiß**: Hochprozentige alkoholische Getränke, Fenchel, weißer Rettich, Paprika, Ananas, Aprikosen, scharfe Gewürze, gegrilltes Fleisch

Geschmacksrichtungen der Nahrungsmittel

Bei der Zuordnung der Lebensmittel spielen neben der Thermik auch die fünf Elemente Metall, Erde, Holz, Feuer und Wasser eine wichtige Rolle. In der Fünf-Elemente-Lehre werden Zutaten gemäß der Jahreszeit und passend zur jeweiligen Konstitution ausgewählt. Damit alle Organe ausreichend ernährt werden, sollten in jeder Mahlzeit alle fünf Geschmacksrichtungen vorkommen.

Die folgenden Geschmacksrichtungen entsprechen den einzelnen Elementen:

Metall – scharf:

Scharfes löst Hitze aus und Energie entfaltet sich nach außen. Es löst Blockaden und wirkt zerstreuend und ist insbesondere bei Erkältungskrankheiten wirksam. Organisch entspricht die Wirkung der Lunge.

So genießen Sie Ihr Essen richtig

- → Achten Sie darauf, sich zum Essen immer hinzusetzen.
- → Blenden Sie störende oder belastende Gedanken und Gefühle für die Zeit der Mahlzeit aus und konzentrieren Sie sich ganz aufs Essen.
- → Wenden Sie sich Ihren Tischgenossen, ob Familie oder Freunden, auf liebevolle Art und Weise zu; Diskussionen oder Streit sind störende Faktoren.
- → Kauen Sie gründlich und genießen Sie ganz bewusst.
- → Trinken Sie eher sparsam zu den Mahlzeiten; reichlich trinken sollten Sie etwa eine Stunde vor dem Essen.
- → Essen Sie nicht über den Hunger, sondern hören Sie auf Ihren Körper und lassen sich von ihm sagen, welche Nahrungsmenge er gerade benötigt.
- → Nehmen Sie schwer verdauliche Mahlzeiten immer mittags zu sich.

Nahrungsmittel: Basilikum, Brunnenkresse, Cayennepfeffer, Dill, Fenchel, Ingwer, Knoblauch, Kohlrabi, Koriander, Lauch, Lorbeer, Majoran, Muskat, Minze, Rettich, Rosmarin, schwarzer Pfeffer, Sojaöl, Spinat, Weizenkeime, Zwiebel

Erde – süß:

Süßes wirkt entspannend, befeuchtend, Qi-aufbauend und regulierend. Es wirkt auf die Körpermitte und löst Leber-Qi-Blockaden auf. Gerichte dieses Elements kann man immer genießen, denn diese Nahrungsmittel sorgen für einen harmonischen Energiefluss.

Nahrungsmittel: Ananas, Apfel, Aubergine, Bambussprosse, Banane, Birne, Buchweizen, Ei, Ente, Erbse, Erdbeere,

Erdnuss, Feige, Gans, Garnele, Grüne Bohne, Gurke, Hering, Himbeere, Hirse, Honig, Huhn/Hähnchen, Kartoffel, Käse, Kirsche, Kohl, Kopfsalat, Kürbis, Lamm, Litschi, Mais, Makrele, Mandarine, Mandel, Mango, Mangold, Milch, Möhre, Mu-Erh-Pilz, Mungbohne, Olive, Papaya, Pfirsich, Pflaume, Reis, Rettich, Rindfleisch, Rote Bete, Safran, Sardine, Sesam, Sellerie, Sesamöl, Sojabohne, Spargel, Thunfisch, Tofu, Tomate, Traube, Walnuss, Weizen, Zucchini

Holz – sauer:

Diese Geschmacksrichtung wirkt abkühlend bei innerer Unruhe und entspannt Leber und Gallenbase.

Nahrungsmittel: Birne, Erdbeere, Forelle, Himbeere, Käse, Lauch, Mandarine, Mango, Olive, Pflaume, Tomate, Weinessig

Feuer – bitter:

Diese Geschmacksrichtung wirkt trocknend, entzündungshemmend und dämpfend. Die Nahrungsmittel haben eine ausgleichende Wirkung bei Überbelastung und Nervosität.

Nahrungsmittel: Kohlrabi, Kürbis, Papaya, Roggen, Romanasalat, Schalotte, Sellerie, Spargel, Steckrübe, Tomate, Weinessig, weißer Pfeffer

Wasser – salzig:

Diese Nahrungsmittel haben eine schleimlösende, erweichende, befeuchtende und abführende Wirkung. Zu viel Salz schwächt die Nierenenergie.

Nahrungsmittel: Algen, Agar-Agar, Auster, Gerste, Hühnerinnereien, Krebs, Meeresfrüchte, Miesmuschel, Sardine, Schweinefleisch

Sieben-Tage-Ernährungsplan

Im dritten Kapitel (siehe S. 91ff.) wollen wir Ihnen für eine Woche Rezeptideen (mit energetisch ausgewogenen Zutaten) für morgens, mittags und abends vorschlagen, mit denen Sie Ihrem Körper etwas Gutes tun können.

Achten Sie darauf, saisonal und nach Möglichkeit frische, naturbelassene Produkte einzukaufen, die Gerichte in Ruhe zuzubereiten und die Speisen mit voller Aufmerksamkeit und Genuss zu genießen.

Im Allgemeinen ist es stets wichtig, dass Sie ausreichend Flüssigkeit zu sich nehmen. Gehaltvolle Zwischenmahlzeiten sollten Sie eher vermeiden, da sie die Verdauungsorgane unnötig belasten. Es ist außerdem empfehlenswert, im Laufe des Tages immer kleinere Portionen zu sich zu nehmen, sodass die gesamte Nahrung vor dem Schlaf verdaut ist.

Das im dritten Kapitel vorgeschlagene einwöchige Ernährungsprogramm enthält wenig rohe, sondern vorwiegend gekochte und damit relativ leicht verdauliche Kost.

Selbstverständlich können Sie einzelne Rezepte oder auch ganze Tagesprogramme nach Ihren Wünschen tauschen oder anders kombinieren. Es handelt sich dabei lediglich um Anregungen. Im Regelfall sind die Rezepte immer für vier Personen berechnet.

Eine ausgewogene Ernährung für einen erwachsenen Menschen sollte täglich die folgenden Zutaten beinhalten:

- Getreide
- Weizenprodukte (Nudeln)
- Viele Sorten frisches Gemüse
- Frisches Obst
- Hülsenfrüchte
- Wenig Scharfes
- Fisch und Meeresfrüchte
- Etwas Fleisch
- Milchprodukte

Akupunktur, Akupressur und Heilmassagen

Wie bereits erläutert, verläuft der Fluss des Qi über bestimmte Leitbahnen, teilweise direkt unter der Haut, teilweise auch tiefer im Körper. Körperliche Beschwerden sind in der TCM immer ein Anzeichen dafür, dass der Fluss des Qi behindert oder gestört ist. Akupunktur bzw. Akupressur und Heilmassagen sind verschiedene TCM-Methoden, um Abhilfe zu schaffen.

Um genau diese Methoden soll es im Folgenden gehen. Ihr Vorteil besteht darin, dass die meisten von ihnen relativ einfach selbst erlernt und auch ausgeführt werden können. Allerdings muss man auch hier unterscheiden zwischen Methoden, die man nur von einem in chinesischer Medizin erfahrenen Arzt durchführen lassen sollte (dazu gehören Akupunktur, Moxibustion und Schröpfen) und solchen, die sich gut zur Selbstbehandlung eignen, wie die heilende Akupressur und Selbstmassage.

Zu Letzteren finden Sie am Ende des Kapitels auch ganz gezielte Übungen für jeden Tag der Woche. Es ist allerdings in jedem Fall eine Bereicherung, sich auch zu diesen Techniken in einem Kurs in Ihrer TCM-Praxis oder an der Volkshochschule (VHS) weiterzubilden.

Die Akupunktur

Der Lehre von den Meridianen zufolge vollzieht sich der Fluss des Qi über bestimmte Leitbahnen im Körper, die teilweise

Akupunktur

Die Akupunktur hilft am besten bei:
→ Allergien
→ Atemwegserkrankungen
→ Hormonelle Störungen
→ Stressbedingte Beschwerden
→ Schlafstörungen
→ Kinderkrankheiten
→ Tinnitus
→ Migräne
→ Bestimmte chronische Krankheiten

Besonderheit: Ohr-Akupunktur bei Suchterscheinungen wie dem Rauchen

unter der Haut, teilweise tiefer im Körper verlaufen. Wie die Energie über unser Meridiannetz fließt, beeinflussen wir ständig durch unsere Bewegungen, unsere Körperhaltung, aber auch durch unsere psychische Verfassung. Und selbstverständlich spielen auch äußere Faktoren, die wir nicht beeinflussen können, eine Rolle. Die Akupunktur ist eine weitere Technik in der Traditionellen Chinesischen Medizin, um den Fluss des Qi zu unterstützen bzw. wieder in Gang zu bringen, wenn er gestört ist.

Die Akupunktur (von lat. acus: Nadel; und pungere: stechen) bezeichnet das Setzen von Nadeln an bestimmten Körperpunkten, die in der Regel auf den Meridianen liegen. Da die Haut über den Meridianen empfindlicher und die Nervenenden ausgeprägter sind, soll auf diesem Weg die Bildung von körpereigenen schmerzstillenden Stoffen (Morphinen) und Glückshormonen angeregt werden.

Die 360 Reizpunkte, die bis auf wenige Ausnahmen alle auf den Meridianen liegen, heißen Shu Xue, was übersetzt so viel bedeutet wie „weiterleiten, transportieren" (Shu) und „Höhlung, Vertiefung" (Xue).

Jeder Akupunkturpunkt hat einen Namen. In der Regel behandelt man einen Punkt auf dem Rücken gleichzeitig mit dem entsprechenden auf der Bauchseite, um auf einen bestimmten Funktionsbereich einzuwirken. Insgesamt werden unterschieden:

- **Anknüpfungspunkte:** Hier treffen die Netzleitbahnen mit den Hauptmeridianen zusammen.
- **Spaltpunkte:** Sie werden vor allem zur Lösung von Blockaden und Qi-Stauungen benutzt.
- **Zusammenkunftspunkte:** Hier lassen sich bestimmte Gewebe und Energieformen gezielt beeinflussen.
- **Punkt des Ur-Qi:** Dieser liegt auf jeder Leitbahn. Mit seiner Hilfe kann über eine tiefer liegende Energie, also eine Art Kraftreserve, verfügt werden.
- **Brunnenpunkte:** Diese Reizpunkte liegen am weitesten außen am Körper, nämlich an Händen und Füßen. Hier kann Energie aufsteigen.
- **Punkt des Ausgießens:** Hier tritt die Energie wieder in die Tiefe ein.
- **Punkt der Einwirkung:** Hier übt die Energie ihre tief greifende Wirkung aus.
- **Durchgangspunkt:** Hier kann man ein letztes Mal den Energiefluss des Meridians erreichen.
- **Vereinigungspunkt:** Hier wird die Verbindung nach innen unmittelbar hergestellt.

Die letzten fünf Einflusspunkte sind in der Akupunkturlehre von besonderer Bedeutung. Sie liegen auf jedem Hauptmeridian zwischen den Finger- bzw. Zehenspitzen und der Ellenbeuge und dem Kniegelenk. Um den richtigen Punkt zu lokalisieren, wird der Arzt zunächst den Schmerzort, das davon betroffene Meridianpaar und die Krankheitsursache klassifizieren. Erst dann bestimmt er den Reizort, die Reizart und die Reizdosis. Am häufigsten wird Akupunktur bei Beschwerden des Bewegungsapparats sowie bei Kopfschmerzen und Migräne eingesetzt.

Ein Arzt kann über die Akupunkturpunkte ganz unterschiedliche heilende Impulse geben, anregende, aber auch dämpfende und beruhigende. Verwendet ein Arzt mehrere Nadeln, so wirkt dies beruhigend, weniger Nadeln wirken stärkend und aktivierend. Außerdem gilt im Allgemeinen, dass eher oberflächliche Erkrankungen oberflächlich genadelt werden und tiefer liegende entsprechend tiefer.

In der Regel werden für die Akupunktur feine Stahlnadeln aus Silber oder Gold verwendet. Die Stiche sind fein und die ganze Prozedur, die in der Regel etwa 30 Minuten dauert, ist für den Patienten nicht schmerzhaft.

Moxibustion oder Wärmebehandlung

Eine besondere Spielart der Akupunktur ist die sogenannte Moxibustion. Wie wir von warmen Bädern oder Saunabesuchen wissen, tut Wärme bei vielerlei Beschwerden gut. Bei der Moxibustion werden bestimmte Akupunkturpunkte mithilfe eines Kegels aus Beifußkraut oder eines mit getrocknetem und gestampftem Wermutkraut gestopften Moxa-Stäbchens erwärmt. Diese werden für rund zwei Minuten über

Moxibustion

Die Moxibustion bietet sich am ehesten an bei Beschwerden, die durch Kälte hervorgerufen werden:
- Niedriger Blutdruck
- Kältegefühl
- Bronchitis
- Asthma
- Durchfall
- Depressive Verstimmungen
- Schwindel
- Erschöpfung und Energiemangel

den jeweiligen Akupunkturpunkt gehalten, wobei nicht nur die Hitze des brennenden Stäbchens wirksam wird, sondern auch die ätherischen Öle, die verströmt werden. Wermut hat eine allgemein energetisierende Wirkung. Die Moxibustion wird meist zusätzlich zur Akupunktur eingesetzt.

Die Akupressur

Die Akupressur, übersetzt „Druckpunktmassage", ist eine Variante der Akupunktur, allerdings ohne Zuhilfenahme von Nadeln. Sie soll in diesem Ratgeber eine besondere Rolle spielen, da sie, anders als die anderen beiden Techniken, auch selbst angewandt werden kann. Die Akupunkturpunkte können nämlich nicht nur mit Nadeln gekreuzt werden, sondern jeder Betroffene kann dies mit seinen eigenen Händen tun, dadurch Yin und Yang in seinem Körper selbst harmonisieren, so das Qi ausgleichen und eine Reihe von Beschwerden wirksam selbst behandeln.

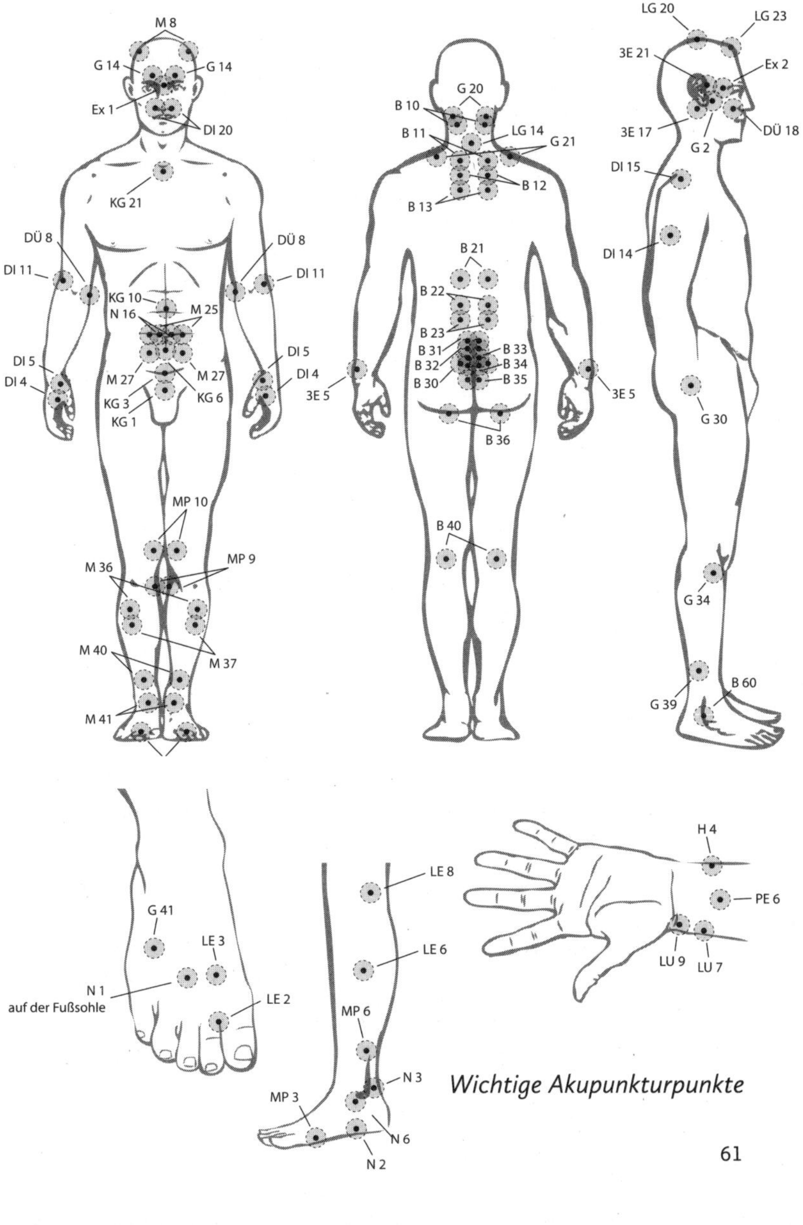

Wichtige Akupunkturpunkte

Im weiteren Verlauf dieses Kapitels finden Sie genaue Anleitungen für verschiedene Beschwerden (siehe S. 64ff.). Auch die jeweiligen Akupressurpunkte werden dort genau beschrieben. Besonders die Übersicht auf S. 61 erleichtert das Auffinden des richtigen Punktes. Grundsätzlich wichtig ist: Verlassen Sie sich auch auf Ihr Gefühl und betasten Sie den Bereich um den Punkt herum, bis Sie den Eindruck haben, die Berührung löst etwas in Ihnen aus. Da alle Meridianpunkte schmerz- und druckempfindlicher sind als andere Stellen unter der Körperoberfläche, sind sie relativ leicht zu finden.

Grundregeln

Anregen oder dämpfen?

Für die Anwendung der Akupressur gelten einige Grundregeln. Generell gilt es zunächst herauszufinden, ob die betreffenden Punkte angeregt oder gedämpft werden sollen. Dazu muss geklärt werden, ob das akute Beschwerdebild auf einen Mangel oder einen Überschuss an Energie zurückgeht. Faustregel ist hier, dass chronische, länger anhaltende Beschwerden (zum Beispiel bei Erschöpfung oder Schwächegefühlen) meist auf einen Energiemangel zurückzuführen sind, akute Erkrankungen hingegen eher auf einen Energieüberschuss. Bei Energiemangel wird man die Meridianpunkte daher anregen, bei einer Überfülle an Energie wird man versuchen, diese ab- und auszuleiten. Dazu sind die folgenden Techniken geeignet:

- → Zum Anregen eines Punkts empfiehlt sich die Massage des jeweiligen Punkts im Uhrzeigersinn. Hier sollte man einen mittelstarken Druck ausüben.
- → Zum Dämpfen massiert man den Punkt linksherum unter leichter Druckeinwirkung.

Ebenfalls wichtig bei der Akupressur sind die folgenden Grifftechniken:

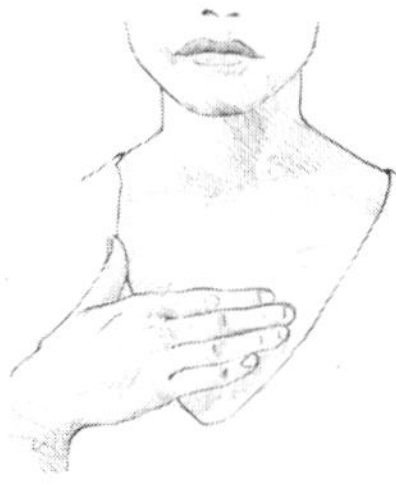

- **Reiben:** Dabei reiben Sie mit der Handfläche oder dem Daumen leicht die Haut, bis sich der Bereich etwas erwärmt.

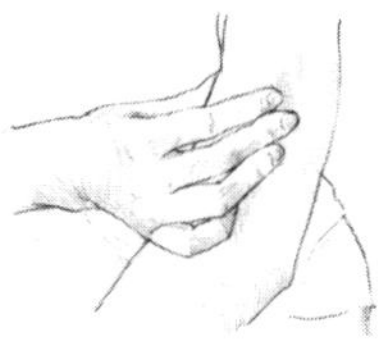

- **Kneten:** Mit den Fingern oder dem Daumen zupfen, bewegen oder drücken Sie die Muskulatur.

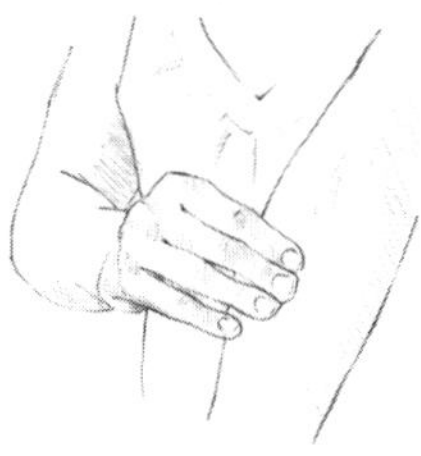

- **Drücken:** Sie drücken mit Ihrem Daumenballen oder mit mehreren Fingern gleichzeitig auf einen Akupunkturpunkt. Steigern Sie dabei den Druck langsam und lassen dann ebenso langsam wieder los. Sie können auch kreisend drücken. Dabei setzen Sie Daumen, Zeige- oder Mittelfinger auf den jeweiligen Punkt und massieren ihn kreisend.

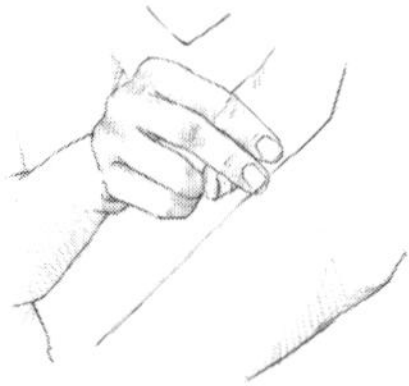

- **Klopfen:** Diese Technik wenden Sie am Ende der Behandlung an. Sie klopfen dabei mit der Seitenfläche des kleinen Fingers oder der geballten Faust.

Insgesamt sollte man einen Punkt 30 bis 60 Sekunden lang drücken. Bei kleinen Kindern oder Babys empfiehlt es sich, 30 Sekunden nicht zu überschreiten; bei älteren Menschen hingegen ist oft auch eine längere Druckdauer sinnvoll. Grundsätzlich gilt, dass kein Körperbereich länger als eine

Viertelstunde behandelt werden und die Gesamtbehandlung eine halbe Stunde nicht überschreiten sollte. Dies sind allerdings nur Faustregeln und Sie werden bald selbst spüren, wie lange Ihnen das Akupressieren guttut.

Gute Voraussetzungen schaffen

Bevor Sie sich selbst akupressieren, sollten Sie zunächst für Ruhe in Ihrer Umgebung sorgen. Der Raum sollte gut gelüftet und gleichzeitig angenehm warm sein. Ziehen Sie Ihre Schuhe aus und tragen Sie lockere Kleidung. Legen Sie sich auf eine Matte oder ein Bett oder setzen Sie sich aufrecht in einen bequemen Stuhl. Liegen empfiehlt sich besonders auch bei der Akupressur von Punkten, die sich auf dem Rücken befinden und mit den Händen nur schwer zu erreichen sind. Legen Sie dazu einen Tennisball auf eine Yogamatte und rollen ihn durch Körperbewegungen an die richtige Stelle.

Akupressieren Sie alle empfohlenen Punkte nacheinander auf beiden Körperseiten.

Anleitung 1 – Akupressur: Körperliche und seelisch-geistige Widerstandskräfte steigern

Yin-Energiezentren aktivieren

An unseren Beinen und Händen kommen sich drei Yin-Meridiane sehr nahe bzw. kreuzen sich. Werden diese Bereiche massiert, wird der Körper auf der physischen Ebene gestärkt. Ein Yin-Energiezentrum befindet sich jeweils an der Innenseite der rechten bzw. linken Hand unterhalb des Handgelenks. Weitere Yin-Energiezentren befinden sich an der Innenseite der Unterschenkel oberhalb der Innenknöchel. Dort treffen die drei Yin-Bahnen Nierenmeridian, Lebermeridian und Milz-Pankreas-Meridian zusammen.

Führen Sie die folgende Übung am besten gleich morgens nach dem Aufwachen durch.

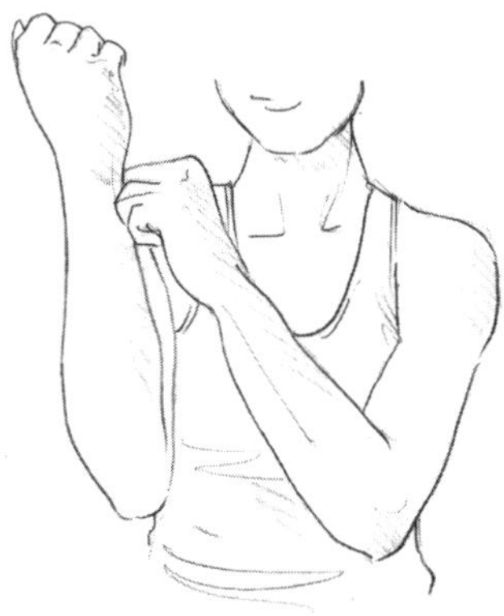

1. Bilden Sie eine locker geschlossene Faust und reiben Sie die Yin-Energiezentren an Füßen und Händen mit den mittleren Fingergliedern mit sanften Druck so lange, bis Sie eine deutliche Erwärmung spüren (etwa eine Minute).
2. Massieren Sie die Zentren zum Aufbau der körperlichen Widerstandskraft mehrere Wochen lang täglich. Konsequent angewandt, stärkt diese Massage das gesamte Immunsystem.

Yang-Energiezentren aktivieren

An der Körperoberfläche gibt es auch drei Yang-Zentren, die wir zur Aktivierung der seelisch-geistigen Regulation nutzen können. An den Händen liegen diese Bereiche in der Verlängerung des kleinen Fingers der rechten bzw. linken Hand, unmittelbar unterhalb der Handgelenke. Ein weiteres Yang-Energiezentrum befindet sich in der Mitte der Brust, am unteren Ende des Brustbeins, der auch als „Taubenschwanz" bezeichnet wird.

Hinter den Ohrläppchen befinden sich zwei weitere Yang-Energiezentren. Sie beginnen direkt hinter den Ohrläppchen und reichen etwa drei Querfinger waagrecht Richtung Haaransatz.

❶ Massieren Sie die Yang-Energiezentren in der Regel morgens und abends ein bis zwei Minuten. Dies setzt morgens Aktivitätsimpulse und abends Ruhesignale frei.
❷ Massieren Sie die Energiezentren an den Händen wie die Yin-Zentren mit locker geschlossener Faust.

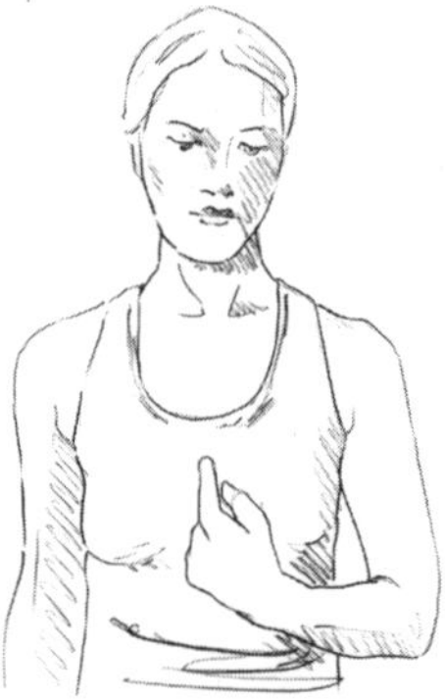

❸ Massieren Sie die Bereiche hinter den Ohrläppchen mit Zeige- und Mittelfinger gleichzeitig, indem Sie den Mittelfinger direkt hinter dem Ohrläppchen ansetzen und mit beiden Fingern mit mittelstarkem Druck waagrecht bis zum Haaransatz streichen.
❹ Massieren Sie das Yang-Energiezentrum „Taubenschwanz" mit der Zeigefinger- oder Mittelfingerkuppe kreisend mit sanftem Druck.

Anleitung 2 – Akupressur: Den Energiefluss harmonisieren

Die für die Energiezirkulation zuständigen sogenannten Harmonisierungspunkte sind die Anfangs- und Endpunkte der Energiebahnen und bilden wichtige Übergangsstellen von einem Meridian zum anderen. Sie regeln den Energiefluss und wirken ausgleichend: Wenn sich zu viel Energie zu stauen droht, leiten sie diese ab; wenn Energie fehlt, sorgen sie dafür, dass sie zugeführt wird. Durch die Akupressur dieser Punkte lässt sich eine ausgewogene energetische Versorgung des Körpers aufrechterhalten und der freie und ungehinderte Fluss der Lebensenergie sichern. Regelmäßig durchgeführt, bewirkt die Akupressur dieser Punkte auch eine Stärkung des Immunsystems. Das unten beschriebene Programm nimmt ca. 20 Minuten in Anspruch. Idealerweise nehmen Sie sich dafür zwei- bis dreimal pro Woche Zeit.

Die Harmonisierungspunkte an den Händen befinden sich in den inneren und äußeren Nagelfalzwinkeln der Finger. Die Harmonisierungspunkte an den Füßen befinden sich in den Nagelfalzwinkeln der Zehen, mit Ausnahme des Nierenmeridians. Dieser befindet sich in der oberen Mitte der Fußsohle.

1. Akupressieren Sie die Punkte an Händen und Füßen nacheinander jeweils eine Minute lang, beginnend mit dem Harmonisierungspunkt am kleinen Finger der rechten Hand. Massieren Sie alle Punkte bis zum Daumen und wiederholen Sie das Gleiche an der linken Hand.
2. Akupressieren Sie dann den Harmonisierungspunkt des Nierenmeridians an der rechten Fußsohle, anschließend am rechten Fuß die Punkte vom kleinen bis zum großen Zeh. Wiederholen Sie diese Übung anschließend am linken Fuß.

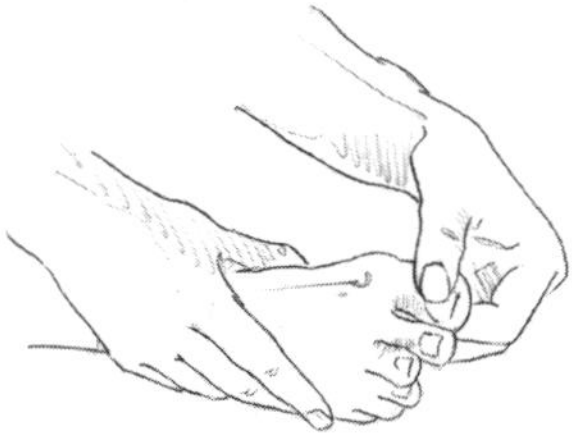

Tuina – stärkende Heilmassage

Eine Behandlungstechnik, die sich in China zum selben Zeitpunkt entwickelte wie die Akupressur, ist die Heilmassage. Auch diese gründet auf der Theorie der Meridiane. Erstmals erwähnt wird die chinesische Heilmassage in einem Werk der Medizintheorie aus dem Jahr 100 v. Chr. Der heute in China für die Heilmassage übliche Begriff „Tuina“ entstand erst später und geht zurück auf zwei Grifftechniken, das „tui“, was so viel bedeutet wie „Schieben“, und das „na“, das „Greifen,

Zwicken und Kneten" bedeutet. Im Gegensatz zur Akupressur beschränkt man sich bei der Heilmassage aber nicht auf das Drücken oder Bearbeiten einzelner Punkte und deren Areale, sondern behandelt auch ganze Leitbahnen durch Kneten, Reiben und andere Vorgehensweisen.

Wie die Akupunktur stützt sich die Tuina-Heilmassage auf die Lehre von den Leitbahnen, den Meridianen. Ziel der Tuina-Massage ist es, Blockaden zu lösen, die Durchblutung zu fördern, Schmerzen zu lindern und die körpereigene Abwehr zu stärken. Dies geschieht, indem der Rückfluss des Blutes zum Herzen angeregt und dadurch das Herz gestärkt wird. Dabei steigert sich die Sauerstoffaufnahme aller Organe und Gewebe. Auch die Lymphgefäße und der Lymphabfluss werden stimuliert, der Abbau von Körperschlacken wird gefördert – immer mit dem Ziel, das Gleichgewicht von Yin und Yang wiederherzustellen.

Unterstützende Selbstmassage

Neben der Massage durch einen erfahrenen Behandler gibt es auch die Möglichkeit zur Selbstmassage. Bei regelmäßiger Anwendung können Beschwerden wie Schlaflosigkeit oder Erkrankungen des Bewegungsapparats dadurch merklich gelindert werden.

Im Folgenden finden Sie für einzelne Körperpartien Massage-Anregungen. Dabei kommen die folgenden Techniken zum Einsatz:

- **Drücken – An:** Gedrückt wird mit der Fingerkuppe oder mit dem Fingernagel (zum Beispiel auf der Kopfhaut).
- **Streichen – Mo:** Man streicht mit dem Handballen, den Fingern oder der Handwurzel.

- **Schieben – Tui:** Dazu verwendet man einen oder mehrere Finger oder die Handwurzel.
- **Zwicken und Kneten – Na:** Man knetet oder zupft mit den Fingern oder dem Daumen.
- **Reiben – Rou:** Man reibt mit dem oberen Fingerglied oder der Handwurzel.
- **Kreisen – Yao:** Durch das Kreisen bewegt man die Gelenke.

Anleitung 3: Heilmassage für Kopf und Gesicht

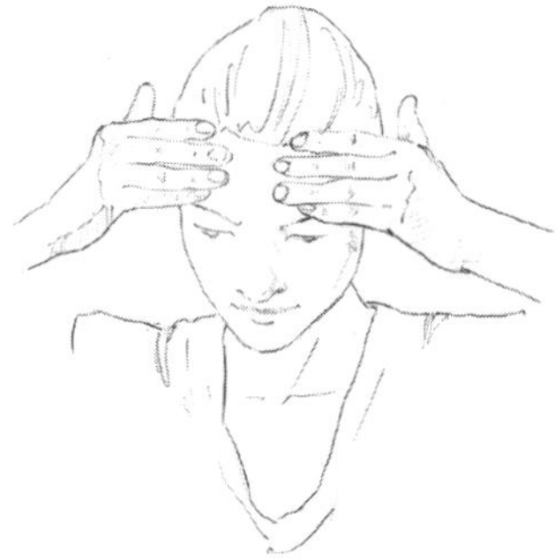

❶ Legen Sie die Fingerspitzen von Zeigefinger, Mittelfinger, Ringfinger und kleinem Finger an die Scheitellinie auf Ihrem Kopf. Drücken Sie zehnmal mit allen acht Fingern. Jetzt setzen Sie die vier Fingerspitzen jeder Hand einander gegenüber an die Seitenlinie Ihres Kopfes und schieben diese wieder zehnmal hin und her. Setzen Sie dann wieder die acht Fingerspitzen auf die Scheitellinie und schieben Sie Ihre Scheitellinie sanft zwanzigmal hin und her. Das Gleiche an der Seitenlinie des Kopfes. Setzen Sie Ihre acht Finger leicht gespreizt über den Ohren nebeneinander an, sodass der kleine Finger hinter der Schläfe auf dem Schädelknochen aufliegt und die anderen Finger sich in lockerer Folge nach hinten verteilen. Wenn Sie nun seitlich am Schädel über dem Ohr zwei, drei Zentimeter nach oben rutschen, spüren Sie in diesem Bereich eine vertiefte Linie. Das ist die Schädellinie… Gefunden? Ihre Fingerkuppen liegen leicht unterhalb dieser Linie. Nun beginnen wir mit der Massage dieser Seitenlinie. Zählen Sie dabei bis 20.

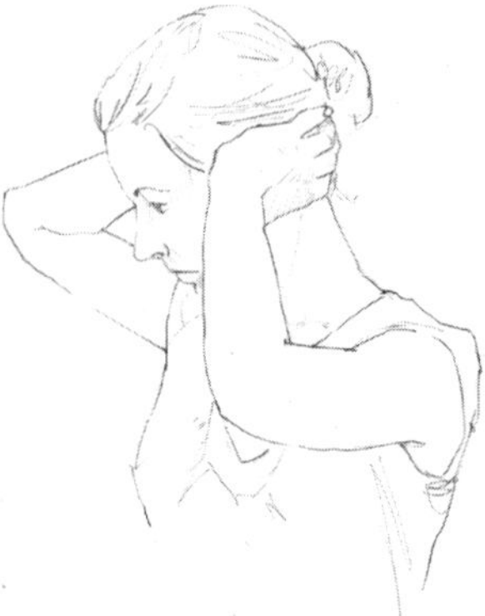

❷ Bedecken Sie nun mit den flachen Händen Ihre Ohren, die Finger zeigen nach hinten, wobei der Mittelfinger am Hinterkopf und der Zeigefinger am unteren Schädelrand zu liegen kommt. Klopfen Sie nun zweimal mit dem Zeigefinger an den Schädelrand.

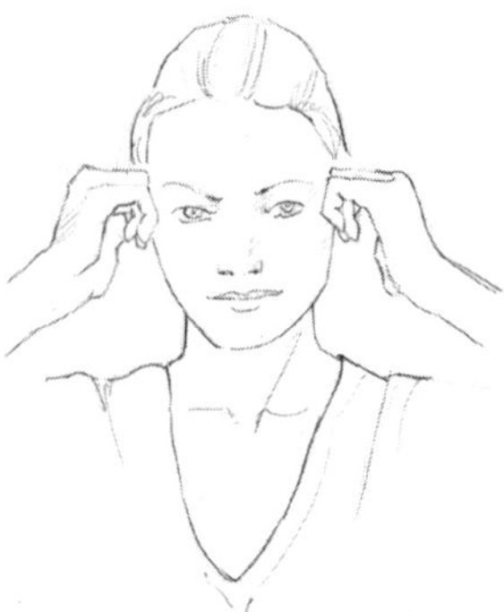

❸ Setzen Sie als Nächstes Ihre abgewinkelten Mittelfinger mit den mittleren Fingergliedern am Ende Ihrer Augenbrauen an und reiben vierzigmal in Richtung Augenwinkel. Beginnen Sie dabei mit dem Mittelfingerknöchel am Ende der Augenbrauen und reiben Sie zu Ihrem Augenwinkel. Dann drücken Sie mit dem Mittelfingerknöchel den Bereich in der Verlängerung von Augenbraue und Augenwinkel ebenfalls vierzigmal. Streichen Sie dann mit dem Mittelfingerknöchel sanft je zehnmal oberhalb und unterhalb Ihrer Augen entlang.

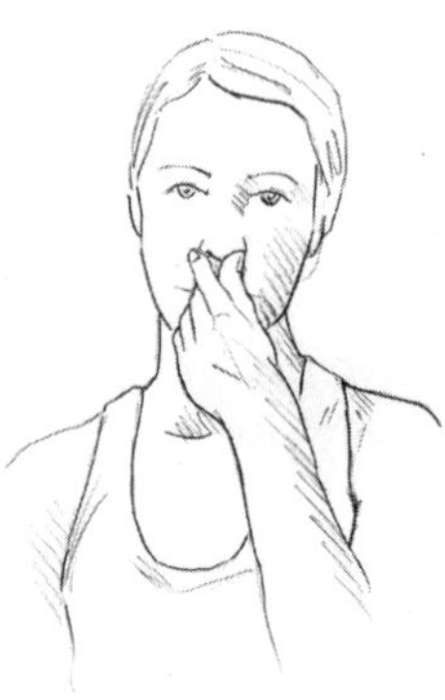

❹ Schließen Sie jetzt mit Ihrem Daumen ein Nasenloch und umstreichen Sie mit dem Zeigefinger das andere Nasenloch zwanzigmal. Wechseln Sie Daumen und Nasenloch und streichen Sie das Nasenloch zwanzigmal aus.

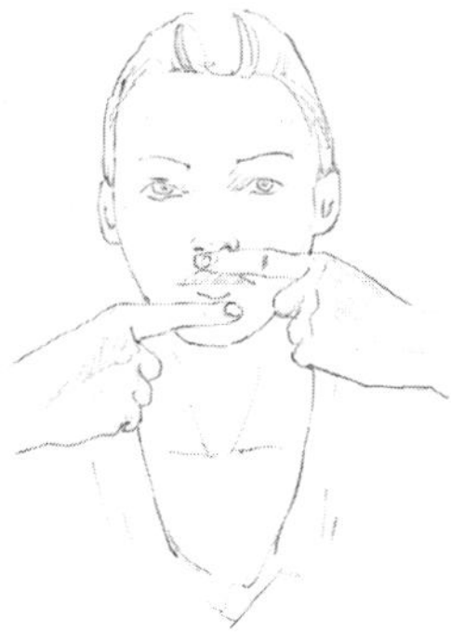

5 Legen Sie einen Zeigefinger auf den Punkt zwischen Ihrer Nase und Oberlippe. Den anderen Zeigefinger legen Sie zwischen Unterlippe und Kinn. Streichen Sie jetzt mit beiden Fingern in entgegengesetzter Richtung, horizontal, also parallel zur Lippe zwanzigmal aus. Ich wiederhole noch einmal: Ein Zeigefinger liegt zwischen Nase und Oberlippe, ein Zeigefinger zwischen Unterlippe und Kinn. Und Sie streichen zwanzigmal horizontal und in entgegengesetzter Richtung. Massieren Sie nun mit den Fingerspitzen die Mundwinkel, und zwar indem Sie wieder zwanzigmal vertikal ausstreichen.

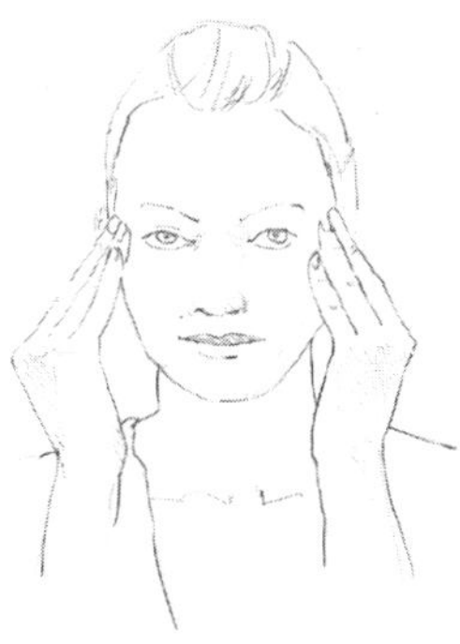

6 Abschließend wenden wir uns noch einmal den Augen zu. Massieren Sie den Bereich um beide Augen mit den Fingerspitzen. Dazu massieren Sie sanft unterhalb der Augenbrauen, beginnend im oberen inneren Augenwinkel hin zum äußeren Augenwinkel, zehnmal. Nun die Augenlinie unterhalb der Brauen, beginnend am Ende der Augenbrauen, im äußeren Augenwinkel hin zum inneren Augenwinkel. Massieren Sie auch diesen Bereich sanft zehnmal, unterhalb der Augen, außen beginnend hin zum inneren Augenwinkel. Streichen Sie schließlich die gesamte Augenpartie mit den Handflächen zehnmal sanft aus.

Wie fühlt sich der Kopfbereich an? Nehmen Sie sich noch einmal die Zeit, um tief in sich hineinzuspüren.

Anleitung 4: Heilmassage für Schultern und Hals

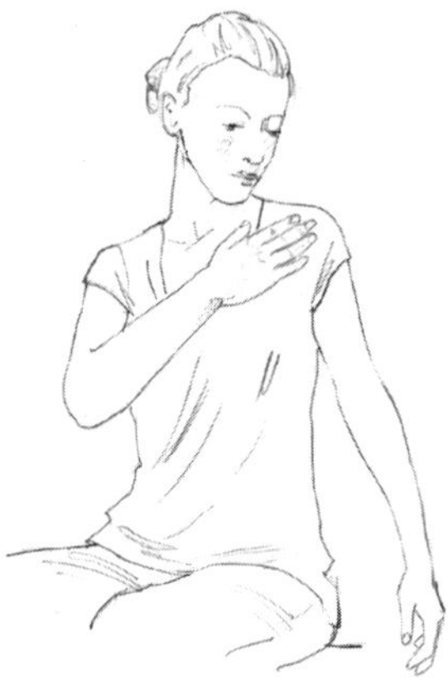

❶ Reiben Sie Ihre Hände aneinander, bis sie warm sind, und streichen Sie dann mit den Fingerspitzen zwanzigmal den Bereich Ihres linken Schultergelenkes aus. Tun Sie dann dasselbe an der anderen Schulter.
Stützen Sie nun die Schulter mit dem Handgelenk und kreisen und heben Sie das Schultergelenk, bis es sich locker anfühlt. Lassen Sie die Arme dabei locker herabhängen. Sie kreisen und heben die Schulter, die dabei gleichzeitig gestützt wird. Wiederholen Sie dies mit der anderen Schulter: Stützen Sie auch diese Schulter mit dem Handgelenk und kreisen und heben Sie das Schultergelenk, bis es sich locker anfühlt. Der Arm hängt dabei locker herab; Sie kreisen und heben Ihre Schulter, bis sie sich locker anfühlt.

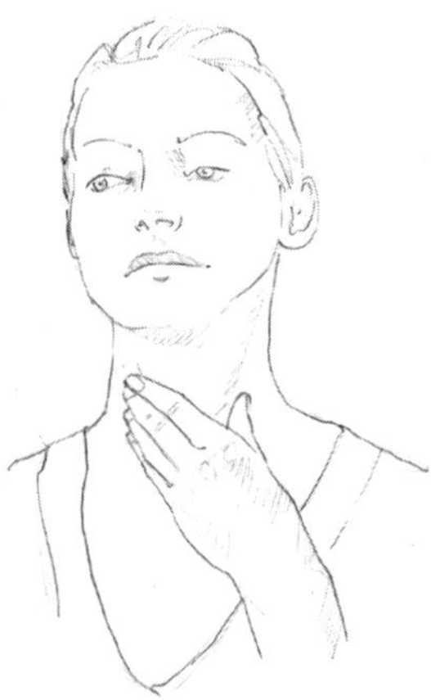

❷ Nun zum Kehlkopf. Heben Sie leicht den Kopf und legen Sie den Daumen und die Finger der linken Hand um Ihren Kehlkopf. Streichen Sie sanft zwanzigmal von unten nach oben. Streichen Sie dann zwanzigmal mit der linken Hand vom rechten Ohr bis zum Kehlkopf. Und dann ebenfalls zwanzigmal mit der rechten Hand vom linken Ohr zum Kehlkopf.

Anleitung 5: Heilmassage für Arme und Hände

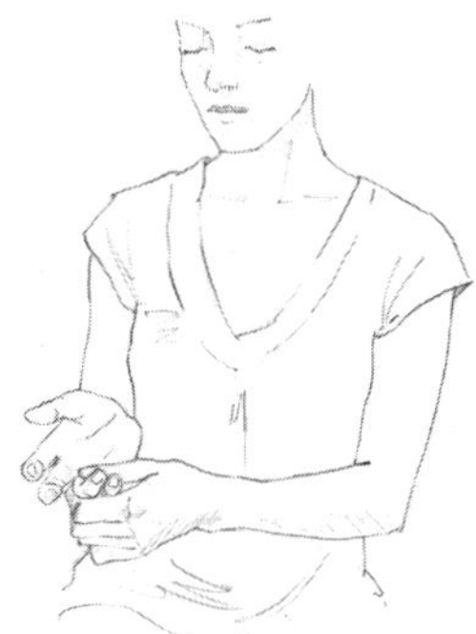

❶ Zwicken Sie sich mit dem rechten Daumen und Zeigefinger in die Fingerspitzen Ihrer linken Hand: am Daumen, Zeigefinger, Mittelfinger, Ringfinger und kleinen Finger. Massieren Sie dann mit Daumen und Zeigefinger jeden Finger, indem Sie die Haut von unten nach oben schieben, und zwar zehnmal hintereinander und dann zehnmal sanft ausstreichen. Also, beginnen wir: Den Daumen zehnmal fest ausstreichen, nun zehnmal sanft ausstreichen. Jetzt den Zeigefinger zehnmal fest und zehnmal sanft ausstreichen. Nun den Mittelfinger zehnmal fest und zehnmal sanft ausstreichen; dann den Ringfinger zehnmal fest und zehnmal sanft ausstreichen. Zum Schluss den kleinen Finger zehnmal fest und zehnmal sanft ausstreichen.

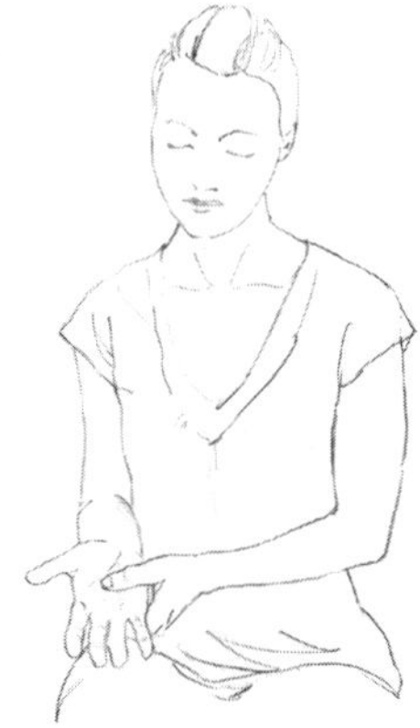

❷ Wechseln Sie nun die Hand und zwicken Sie sich zuerst wieder mit dem rechten Daumen und Zeigefinger in die Fingerspitzen der linken Hand: in Daumen, Zeigefinger, Mittelfinger, Ringfinger, kleinen Finger. Massieren Sie wieder wie eben mit Daumen und Zeigefinger jeden Finger, indem Sie die Haut von unten nach oben schieben. Streichen Sie wieder zehnmal fest und dann zehnmal sanft aus, den Daumen, den Zeigefinger, den Mittelfinger, den Ringfinger und den kleinen Finger. Massieren Sie jetzt mit der linken Daumenspitze den Handteller der rechten Hand und zählen Sie dabei bis 20.

Gehen Sie dann zu dem Bereich in der Mitte der Handgelenksfalte, massieren Sie diese Stelle und zählen Sie wieder bis 20. Drücken Sie dann zwanzigmal in diesen Bereich der Handgelenksfalte.

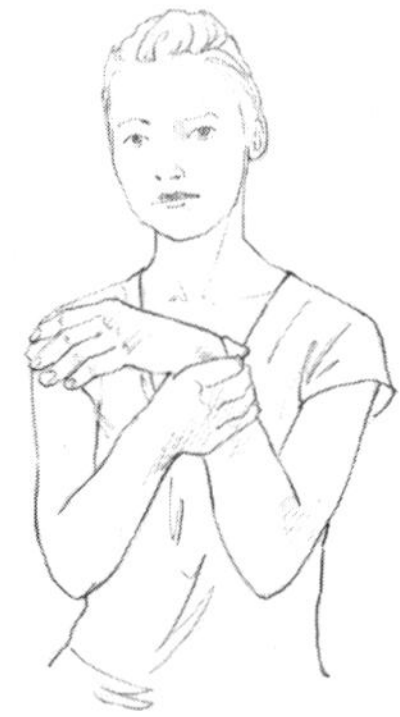

❸ Umfassen Sie diese Hand dann etwas oberhalb des Handgelenks und lassen Sie sie locker fallen, jetzt kreisen Sie die Hand fünfmal im Uhrzeigersinn: einmal, zweimal, dreimal, viermal, fünfmal. Und nun gegen den Uhrzeigersinn: einmal, zweimal, dreimal, viermal, fünfmal. Strecken Sie jetzt den Arm aus und reiben Sie mit den oberen Fingergliedern zwanzigmal den Bereich in der Mitte der Ellenbogenbeuge und dann die Ellenbogenspitze, ebenfalls zwanzigmal. Streichen Sie dann mit der Handfläche sanft die Ellenbogenbeuge nach unten aus, zehnmal. Jetzt beugen und strecken Sie den Ellenbogen noch zehnmal.

❹ Wechseln Sie die Hände, massieren Sie mit der rechten Daumenspitze den Handteller der linken Hand und zählen Sie dabei bis 20. Gehen Sie dann zu dem Bereich in der Mitte der Handgelenksfalte, massieren Sie diese Stelle und zählen dabei wieder bis 20. Drücken Sie dann zwanzigmal in diesen Bereich der Handgelenksfalte.

❺ Umfassen Sie diese Hand etwas oberhalb des Handgelenks und lassen Sie sie locker fallen, jetzt kreisen Sie die Hand fünfmal im Uhrzeigersinn: einmal, zweimal, dreimal, viermal, fünfmal. Und nun gegen den Uhrzeigersinn: einmal, zweimal, dreimal, viermal, fünfmal. Jetzt strecken Sie den

Arm aus und reiben mit den oberen Fingergliedern zwanzigmal den Bereich in der Mitte der Ellenbogenbeuge. Reiben Sie dann die Ellenbogenspitze, ebenfalls zwanzigmal. Jetzt streichen Sie mit der Handfläche sanft zehnmal die Ellenbogenbeuge nach unten aus. Jetzt beugen und strecken Sie den Ellenbogen noch zehnmal. Lockern Sie dann beide Hände und Arme noch einmal mit einem leichten Schütteln.

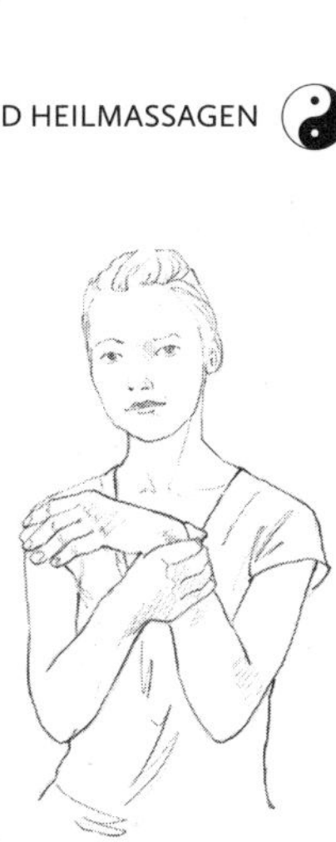

Damit ist die Übung beendet. Wie fühlen Sie sich? Spüren Sie wieder kurz nach.

Anleitung 6: Heilmassage für den Beckenbereich

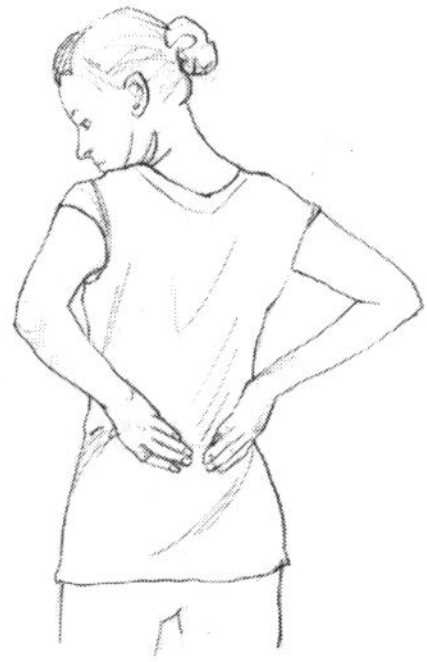

❶ Legen Sie Ihre Fingerspitzen wieder zu beiden Seiten Ihrer Wirbelsäule in Höhe der Beckenkämme und streichen Sie die Rückenmuskulatur, so weit Sie kommen, zwanzigmal nach oben aus.

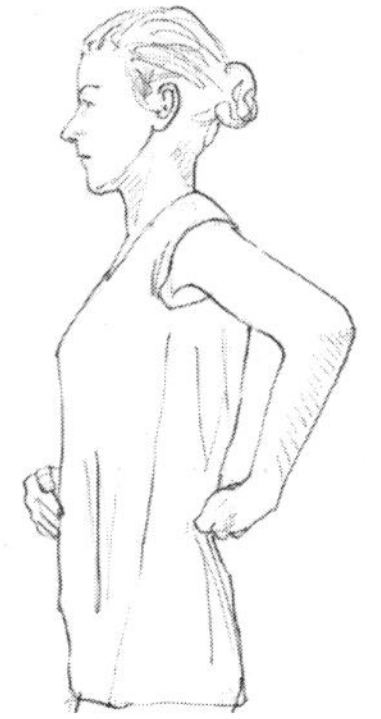

❷ Legen Sie nun Ihre linke Hand auf den Nabel und die rechte in derselben Höhe auf den Rücken. Massieren Sie diese Stellen kreisend insgesamt zwanzigmal, zehnmal in die eine und zehnmal in die andere Richtung.

Spüren Sie wieder nach, wie sich Ihr Beckenbereich anfühlt.

Anleitung 7: Heilmassage für Beine und Füße

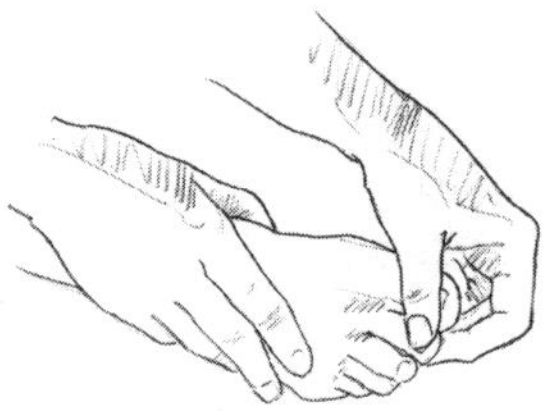

❶ Legen Sie ein Bein über das andere und zwicken Sie mit Daumen und Zeigefinger die einzelnen Zehenspitzen. Wir fangen mit dem kleinen Zeh an, fahren dann fort mit dem Ringzeh, dem Mittelzeh, dem Zeigezeh und dem großen Zeh.

❷ Wechseln Sie jetzt zu dem anderen Fuß. Sie zwicken sich mit Daumen und Zeigefinger in den kleinen Zeh, Ringzeh, Mittelzeh, Zeigezeh und in den großen Zeh.

❸ Wechseln Sie wieder zum ersten Fuß und bearbeiten Sie mit Daumen und Zeigefinger die Zehengelenke. Beginnen Sie mit dem großen Zeh, massieren Sie leicht das Mittelgelenk und den Zehenansatz, dann massieren Sie den Zeigezeh – das Mittelgelenk und nun den Zehansatz, dann den Mittelzeh – das Mittelgelenk und jetzt der Zehansatz..., nun den Ringzeh... Sie massieren wieder das Mittelgelenk und den Zehansatz. Und schließlich den kleinen Zeh..., massieren Sie das Mittelgelenk und den Zehansatz.

❹ Wechseln Sie zu dem anderen Fuß. Weiter mit dem großen Zeh, massieren Sie leicht das Mittelgelenk und den Zehansatz..., dann massieren Sie den Zeigezeh – das Mittelgelenk und nun den Zehansatz, dann kommt der Mittelzeh an die Reihe – wieder das Mittelgelenk und jetzt der Zehansatz..., nun den Ringzeh... Sie massieren wieder das Mittelgelenk und den Zehansatz. Und schließlich den kleinen Zeh..., massieren Sie das Mittelgelenk und den Zehansatz.

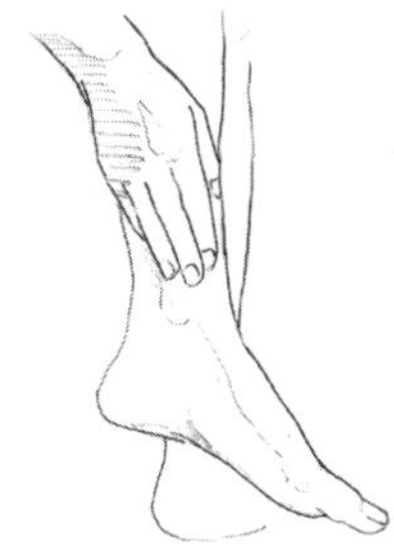

❺ Reiben Sie mit den Fingerspitzen nun die äußere und innere Seite des Fußknöchels. Beginnen Sie mit dem ersten Fuß und reiben Sie den äußeren Knöchel, direkt auf dem Knochen…, dann unterhalb des Knöchels… und den Bereich zwischen Achillessehne und Knöchel…, wechseln Sie zur Innenseite…, dann massieren Sie unterhalb des Knöchels…, den Bereich zwischen Achillessehne und Knöchel… und nun die Fußmitte…, Sie massieren die Fußmitte, indem Sie reiben und leicht kneten… Der Ballen möchte auch diese sanfte Zuwendung – massieren Sie den Ballen an jedem Zehenansatz…

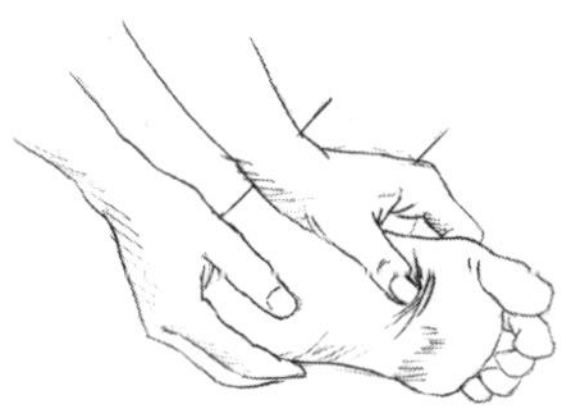

❻ Nun wechseln Sie zum anderen Fuß. Nehmen Sie auch die andere Hand. Reiben Sie den äußeren Knöchel, direkt auf dem Knochen…, dann unterhalb des Knöchels…, den Bereich zwischen Achillessehne und Knöchel…, wechseln Sie zur Innenseite… dann massieren Sie unterhalb des Knöchels…, den Bereich zwischen Achillessehne und Knöchel… und nun noch die Fußmitte…, hier verweilen Sie wieder ein bisschen…, massieren Sie auch noch den Ballen dieses Fußes an jedem Zehenansatz…

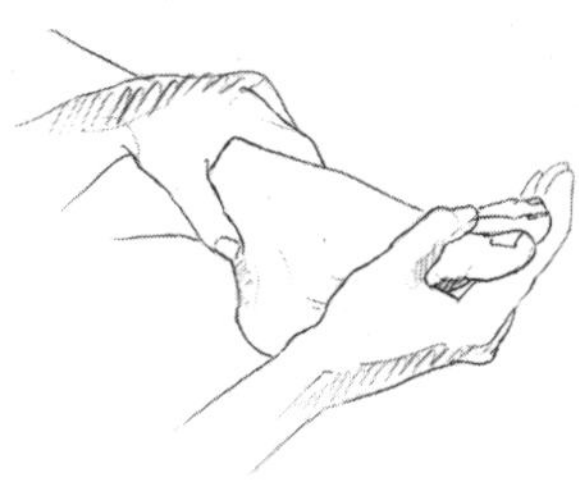

❼ Wechseln Sie den Fuß wieder. Halten Sie Ihren Fuß mit einer Hand am Fußgelenk fest. Mit der anderen Hand bewegen Sie sanft kreisend Ihren Fuß und zählen zehn Kreise. Nun strecken und beugen Sie den Fuß fünfmal, die eine

Hand führt den Fuß wieder, die andere Hand hält das Fußgelenk umschlossen, fünfmal strecken und beugen.

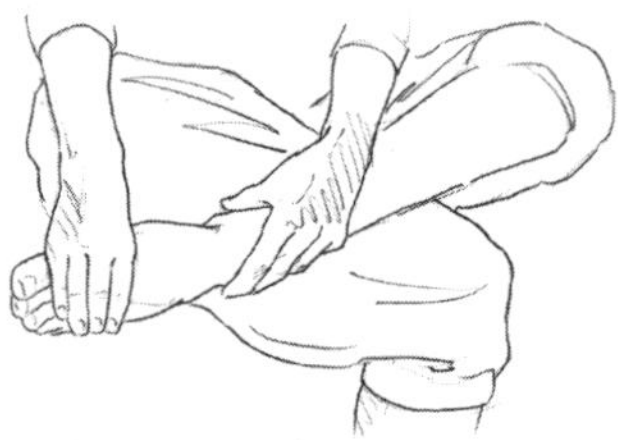

❽ Das Gleiche mit dem anderen Fuß. Eine Hand hält das Fußgelenk umschlossen, die andere Hand führt den Fuß. Zehnmal kreisen Sie den Fuß, fünfmal strecken und beugen Sie den Fuß.

❾ Nun legen Sie Ihre Hände an die Innenseite der Fußgelenke und streichen zwanzigmal den Unterschenkel hinauf.

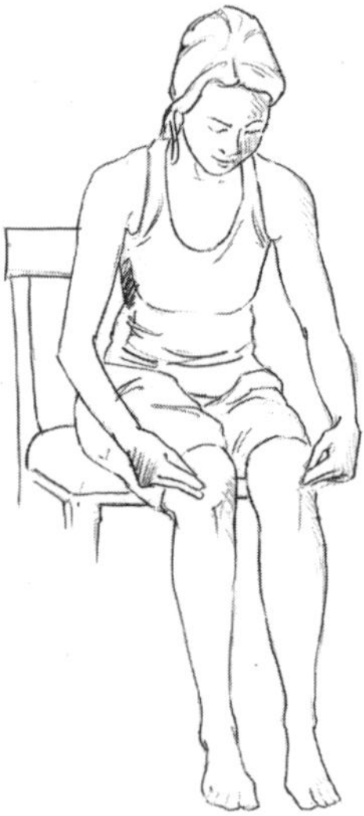

❿ Massieren Sie zwanzigmal reibend und drückend mit dem Daumen, dem Zeige- und dem Mittelfinger die Partie seitlich unterhalb der Kniescheibe. Das können Sie an beiden Beinen gleichzeitig tun. Sie massieren also die Partie seitlich unterhalb der Kniescheibe mit dem Daumen, mit Zeige- und Mittelfinger und zählen dabei bis 20.

⓫ Drücken Sie zwanzigmal die Stelle oberhalb der Kniescheibe mit beiden Händen an beiden Knien gleichzeitig. Massieren Sie nun noch leicht reibend den gesamten Kniebereich eine Weile.

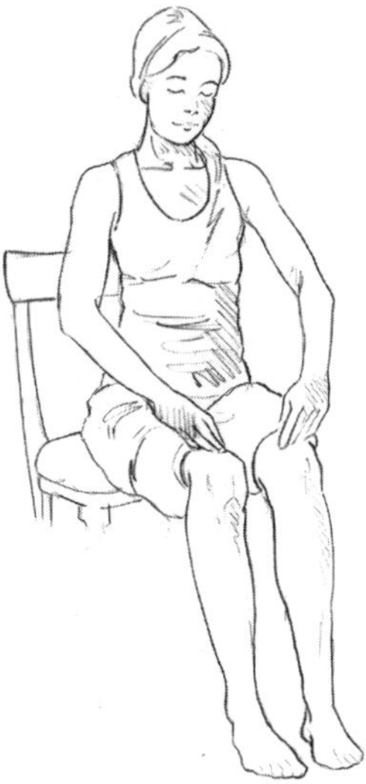

⓬ Streichen Sie Ihre Knie zum Abschluss dieser Übungsreihe noch zwanzigmal sanft aus.

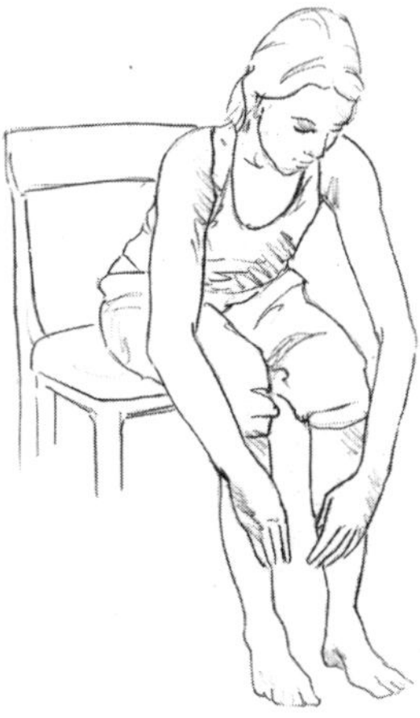

Wie fühlen sich Ihre Beine und Füße an? Spüren Sie kurz nach. Nehmen Sie sich nach jeder Massageübung kurz Zeit, um die Wärme, das Pulsieren, die Fülle, oder was auch immer Sie spüren, wahrzunehmen.

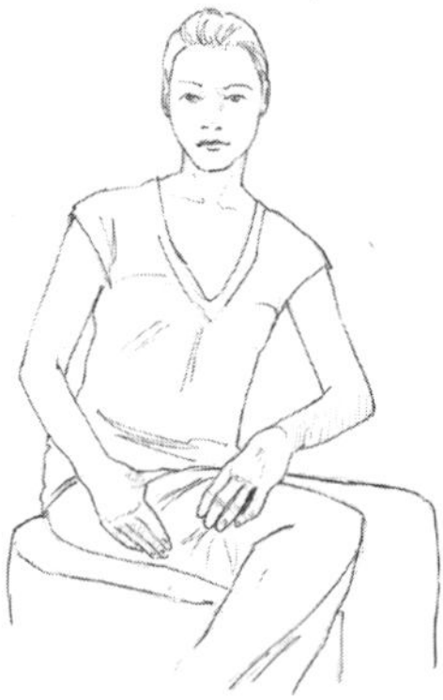

Anleitung 8: Heilmassage für den unteren Rücken

❶ Massieren Sie die Außenseite Ihrer Oberschenkel, indem Sie zehnmal mit den Fingerspitzen auf- und abstreichen. Und jetzt streichen Sie mit Ihrem Handballen zehnmal an den Außenseiten auf und ab.

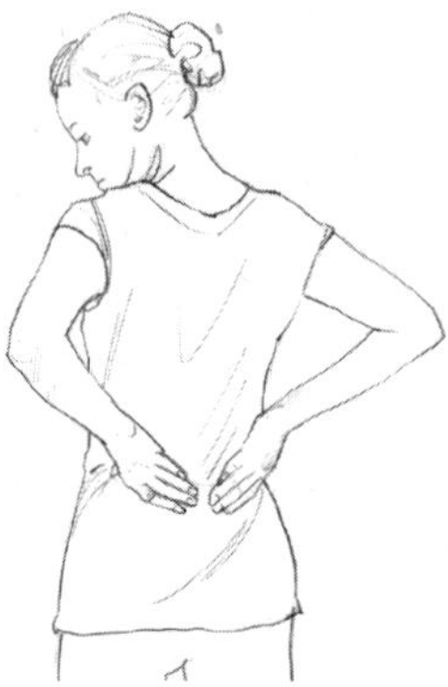

❷ Legen Sie nun die Fingerspitzen beider Hände zu beiden Seiten an das untere Ende Ihrer Wirbelsäule. Schieben Sie zwanzigmal die Haut im Kreuzbeinbereich von unten nach oben. Jetzt streichen Sie zwanzigmal sanft Ihr Kreuzbein von unten nach oben aus, wieder mit beiden Händen seitlich Ihrer Wirbelsäule.

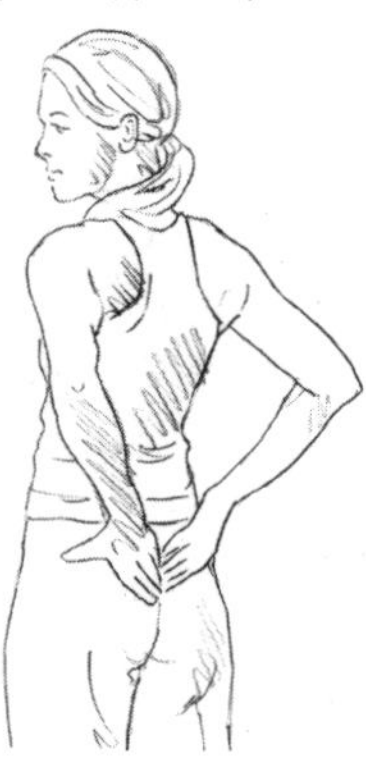

❸ Wiederholen Sie diese Übung im Steißbeinbereich, also etwas höher. Als Erstes schieben Sie die Haut seitlich Ihrer Wirbelsäule von unten nach oben. Jetzt streichen Sie zwanzigmal auf gleiche Weise aus.

Wie fühlen sich diese Körperbereiche an? Spüren Sie wieder kurz nach.

Atem und Bewegung: Qi Gong und Tai Chi

Qi Gong

Die Technik des Qi Gong ist schon ihrem Namen nach direkt mit der Größe Qi verbunden, die in der TCM eine so wichtige Rolle spielt. Das chinesische Wort Qi hat eine ganze Reihe von Bedeutungen: Man kann es mit „Atem", „Luft", „Gas", „Hauch", „Geruch" oder „Energie" übersetzen. Wie bereits eingangs beschrieben, steht es für die Aktivität des Organismus und damit für Leben, Energie und Kraft. „Gong" hingegen bedeutet „Ausdauer", „Arbeit", „Üben", „Mühe" oder auch „Können" sowie „mit viel Mühe erreichte Geschicklichkeit". Vereinfacht kann man Qi Gong also bezeichnen als „Arbeit mit dem Qi". Man könnte sagen, dass Qi-Gong-Übungen die Qi-Produktion auf ganz spezielle Weise anregen und dabei helfen, den Prozess der Energiegewinnung effektiver zu gestalten. So werden nicht nur Atem, Verdauung und unser Bewegungsapparat unterstützt, sondern auch ein positives Lebensgefühl gefördert.

Oft wird nach dem Unterschied zwischen Tai Chi und Qi Gong gefragt. Tai Chi ist ein weiteres chinesisches Bewegungssystem, das bei uns im Westen schon seit einiger Zeit bekannt und verbreitet ist. Ursprünglich eine Kampfkunst, wird es heute überwiegend als Gesundheitsübung ausgeführt. Tai Chi enthält auch Waffen- und Partnerübungen, das heißt, die Aufmerksamkeit ist, im Gegensatz zum Qi Gong, nicht nur nach innen, sondern auch auf den (imaginären) Partner gerichtet. Dennoch haben auch Tai-Chi-Übungen ganz ausgezeichnete gesundheitliche Auswirkungen. Wie wir später noch genauer und anhand praktischer Übungen sehen werden, werden auch durch Tai Chi der Qi-Fluss und die Körperfunktionen gefördert und der Geist beruhigt.

Anders als beim Tai Chi steht der Aspekt der Gesundheit beim Qi Gong eindeutig im Mittelpunkt. Qi Gong umfasst ein breites Spektrum von zum Teil 3.000 Jahre alten Übungen, mit denen wir Ausgeglichenheit und ein positives Lebensgefühl fördern können – von Wohlfühl- über Entspannungs- bis hin zu Kräftigungsübungen.

Durch die langsam ausgeführten Bewegungen soll das Qi in bestimmte Richtungen gelenkt werden. Dies erfolgt durch unser Bewussstsein und eine ganz bestimmte Aufmerksamkeitslenkung. Da das eine gewisse Übung erfordert, kann es sinnvoll sein, am Anfang täglich zu üben, um die Bewegungsabläufe zu lernen. Sobald Sie den Ablauf aber verinnerlicht haben, können Sie sich darauf konzentrieren, während der Bewegungen in sich hineinzuspüren und sich auf den Atem und das Qi zu fokussieren. Diese Kombination leicht zu erlernender Bewegungsabläufe mit der fokussierten Aufmerksamkeit macht Qi Gong zu einem wirkungsvollen Therapiesystem.

Trotz der Vielzahl verschiedener Übungsmethoden unterscheidet man grundsätzlich zwei Arten von Qi Gong:

- Das **„Qi Gong der Ruhe“**, bei dem der Atem im Mittelpunkt steht, wird im Sitzen, Stehen oder Liegen ausgeführt. Die ruhigen Bewegungen ermöglichen eine intensivere Wahrnehmung der inneren Bewegung.
- Beim **„Qi Gong der Bewegung“** sollen durch fließende und geschmeidige Bewegungen Gedanken und Gefühle, Qi und körperliche Kraft in Einklang gebracht werden.

Dantians – die Energiezentren

Ein wichtiger Begriff im Qi Gong ist der der Dantians. Darunter versteht man drei Zentren im Körper, in denen Energie gesammelt und denen im Qi Gong besondere Aufmerksamkeit gewidmet wird. Werden sie angeregt, werden die Aufnahme von Qi und die Funktion des Blutkreislaufs verbessert.

- → Das *mittlere Dantian* liegt unterhalb des Nabels im Bauchraum. Hier haben drei wichtige Meridiane ihren Ursprung: das Konzeptionsgefäß, das für die Yin-Kontrolle im Körper zuständig ist, das Lenkergefäß, welches das Yang kontrolliert, und der Chon Mai, der See des Bluts. Er hat Einfluss auf die Organe Milz und Magen; außerdem wird über ihn die Konzentrationsfähigkeit geregelt.
- → Das *untere Dantian* sitzt auf dem Vereinigungspunkt des Yin auf der Leitbahn des Konzeptionsgefäßes, auf der Linie zwischen Anus und Genitalien und auf dem Nierenmeridian im vorderen Drittel der Fußsohle. Wird der untere Dantian angeregt, so kommt es zur Aktivierung von Herz und Nieren und innere Stabilität und Ruhe werden gefördert.
- → Das *obere Dantian* befindet sich an dem Punkt zwischen den Augenbrauen. Über ihn wird der Geist beeinflusst. Seine positive Wirkung zeigt sich allerdings nur, wenn die Energie im mittleren und im unteren Dantian ausgeglichen ist.

Wie Qi Gong wirkt

Qi Gong ist ganz allgemein im Alltag zur Stärkung von Körper und Geist, aber auch bei der Behandlung chronischer Krankheiten hilfreich.

Als ganzheitliche Methode stärkt Qi Gong innerlich und äußerlich: Sie werden spüren, wie Sie ruhiger und konzentrierter werden und sich zugleich leicht und beschwingt fühlen. Ihr Geist sammelt sich, Sehnen und Knochen werden gestärkt und die Haut besser durchblutet. Außerdem werden die Funktionen des Gehirns, von Herz und Kreislauf sowie die Verdauung gefördert. Auch die stärkende Wirkung von regelmäßig angewandtem Qi Gong auf das Immunsystem ist inzwischen wissenschaftlich belegt. Der Körper regeneriert sich schneller, die einzelnen Organsysteme werden stabilisiert und harmonisiert.

So üben Sie richtig – einige Leitlinien:

- Ähnlich wie beim Meditieren sollte Ihr Geist in Ruhe sein. Versuchen Sie, ganz im gegenwärtigen Moment zu sein und eine innere Leere einziehen zu lassen. Das gelingt gut, indem Sie sich auf Ihre Atmung konzentrieren. Achten Sie darauf, wie sich beim Einatmen Ihr Bauch hebt und sich beim Ausatmen wieder senkt.
- Versuchen Sie, natürlich zu atmen, durch die Nase ein- und durch den Mund wieder auszuatmen. Die Atmung sollte langsam, tief, sanft und gleichmäßig erfolgen.
- Versuchen Sie, sich selbst und Ihre Umwelt gelassen, zuversichtlich und wohlwollend zu betrachten. Das ist wichtig, denn Ihre geistige Einstellung spiegelt sich in Ihrer körperlichen Haltung nach außen wider.
- Bedenken Sie, dass die meisten Bewegungsabläufe im Qi Gong fließend, rund und langsam sind. Tragen Sie dem beim Üben Rechnung.
- Idealerweise wählen Sie zum Üben eine ruhige Umgebung im Freien. Sollte es draußen zu kalt sein, so können Sie Qi Gong auch zu Hause in einem ruhigen Zimmer ausführen.

→ Wie oft und wie lange Sie üben, hängt letztlich allein von Ihnen und Ihrem Bedürfnis ab. Empfehlenswert sind täglich mindestens 30 Minuten, am besten direkt nach dem Aufstehen.

Qi-Gong-Übungen

Die im dritten Kapitel (siehe S. 91ff.) vorgestellten Übungen eignen sich gut für Einsteiger ohne große Erfahrung. Im Allgemeinen bietet Qi Gong ein breites Spektrum unterschiedlichster Übungen, kurze und einfache, aber auch lang andauernde und schwierige. Man findet sanfte und langsame ebenso wie kraftvolle und schnelle Ausführungen. Alle Übungen jedoch dienen der Vorbeugung ganz bestimmter Beschwerden bzw. der Gesunderhaltung und Kräftigung ganz bestimmer Körperbereiche, wie wir bei den einzelnen Übungen kurz skizzieren wollen.

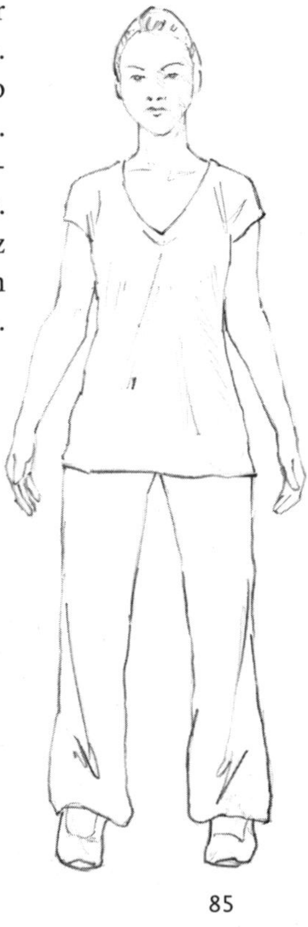

Grundhaltung
Für alle geschilderten Übungen gilt folgende Grundhaltung (sie ist der Grundhaltung beim Tai Chi sehr ähnlich, wie wir später noch sehen werden).

❶ Stehen Sie entspannt, mit leicht in Schulterbreite gegrätschten Beinen. Ihr Körper ist locker, Schultern und Ellenbogen sind gesenkt, der ganze Körper aufrecht. Halten Sie den Kopf gerade und krümmen Sie Ihre Finger leicht.

2. Sie sind ganz ruhig, lassen Frieden in Geist und Herz einziehen. Schließen Sie Ihre Augen und konzentrieren Sie sich einzig auf sich und die Ruhe, die in Sie einkehrt. Ein solcher Zustand tiefer Versenkung ist die ideale Ausgangshaltung.
3. Konzentrieren Sie sich dann auf den mittleren Dantian unterhalb des Bauchnabels, von dem aus das Qi hinauf zu einem Punkt (Shanzhong) fließt, der in einer gedachten Linie in Höhe Ihrer Brustwarzen liegt. Von ihm aus fließt es weiter zu den Akupunkturpunkten Laodong in der Mitte der Handflächen.

Tai Chi

Die positiven Wirkungen von Tai Chi werden seit Langem gepriesen: Den geistigen Frieden eines Weisen, die körperliche Robustheit eines Holzfällers und die Gelenkigkeit eines Babys – das soll derjenige erreichen, der regelmäßig Tai Chi praktiziert. Bei den Chinesen sind diese Heilübungen, die auch unter dem Begriff „Schattenboxen“ bekannt sind, seit vielen Jahrhunderten populär.

Um die Ursprünge der Heilübungen des Tai Chi gibt es viele Legenden. Vermutlich gehen auch sie auf den Daoismus zurück. Durch das Tai-Chi-Chuan wird eine innere Kampftechnik erprobt. Man trainiert ausschließlich seine Selbstverteidigung, wartet gelassen den Angriff des Gegners ab und weiß intuitiv, wann der günstigste Zeitpunkt zum Handeln besteht. Die Bedeutung von Tai Chi im sportmedizinischen, psychologischen und philosophischen Bereich hat in den letzten Jahren stark zugenommen.

Die Chinesen sind davon überzeugt, dass jede Krankheit gebannt werden kann, wenn das Energiezentrum so weit entwickelt ist, dass ein starkes Qi ungehindert im Körper fließen kann.

Tai Chi hilft dabei, Blockaden und Stockungen des Qi zu verhindern und seinen Fluss zu harmonisieren. Aus diesem Grund sind alle Übungen so angelegt, dass durch die verbesserte Atemtechnik während des Übens das Qi angeregt und ein schwaches Qi ausgetauscht wird; außerdem werden Stauungen in den Meridianen behoben.

Gleichzeitig regen die Heilübungen das Energiezentrum Tan Tien an, das etwa drei Fingerbreit unter dem Nabel liegt. Es lässt sich mit einer Batterie vergleichen, die durch die Übungen aufgeladen wird. Das regelmäßige Training stärkt Muskeln, Sehnen, Knochen und Gelenke und bewahrt so ihre Gelenkigkeit und Flexibilität.

Auch darüber hinaus hat Tai Chi zahlreiche positive Effekte: Es hilft dabei, zu Ruhe und Ausgeglichenheit zu finden. Genauso können die Übungen bei Rückenbeschwerden und Bandscheibenschäden eine lindernde und stabilisierende Wirkung haben.

Die Übungen stärken aber auch den Gleichgewichtssinn, das Immunsystem, Herz und Kreislauf sowie die Verdauung. Sie wirken blutdrucksenkend, helfen bei Angstzuständen und Depressionen, lindern Stressfolgen und machen gelassener und stabiler.

Auch Tai Chi beruht auf der Lehre von Yin und Yang. So besitzt jede Bewegung ihren Gegenpart. Auf ein Heben folgt ein Senken, auf ein Vorwärts ein Rückwärts, auf eine schließende Bewegung eine sich öffnende Bewegung, auf ein Sammeln von Energie ein Aussenden von Energie.

Tai-Chi-Übungen wirken immer wie in Zeitlupe ausgeführte Bewegungsabläufe. Weil die Übungen langsam und gleichmäßig ausgeführt werden, eignen sie sich für Menschen jeder Altersstufe. Das klassische Tai Chi Quan besteht aus 24 Übungen. Es kostet etwas Übung und Erfahrung, sie entspannt und intuitiv auszuführen. Ein Tai-Chi-Meister kann daher anfangs eine Unterstützung sein, die Bewegungen zeigen, auf das richige Atmen achten und zur Konzentration anhalten. Auch das Training in der Gruppe kann gerade am Anfang sehr hilfreich sein. Wer seine Übungen beherrscht, wird feststellen, dass schon 20 Minuten tägliches Training das Wohlbefinden sichtbar steigern können.

So üben Sie richtig – einige Leitlinien:

- Sie stehen aufrecht, mit leicht gebeugten Knien.
- Die Bewegungen sind kreisförmig, langsam, fließend und von gleichbleibender Geschwindigkeit.
- Alle Schwere des Körpers soll nach unten sinken.
- Alle Körperteile handeln als Einheit: Ist ein Teil des Körpers in Bewegung, ist der ganze Körper in Bewegung. Ist ein Körperteil in Ruhe, ist der ganze Körper in Ruhe.
- Die Bewegung hat ihren Ursprung in den Füßen, wird von den Hüften gelenkt und wirkt durch die Finger.
- Der Wechsel von Yin und Yang soll so ganz bewusst vollzogen werden.
- Die Bewegung ist mit tiefer Atmung verbunden. Das Einatmen erfolgt bei schließenden Bewegungen; das Ausatmen bei sich öffnenden Bewegungen.
- Das Ein- und Ausatmen erfolgt durch die Nase.

Meditationen und Entspannungsübungen

Neben den anderen Heilmethoden ist auch die Meditation ein Weg, um wacher durchs Leben zu gehen und die Ausgeglichenheit der fünf Elemente zu unterstützen.

Wenn Sie sich durch die im dritten Kapitel (siehe S. 91ff.) präsentierten Meditationen und Bewusstseinsübungen begleiten lassen, werden Sie sich nach und nach besser entspannen und auch auf schwierige Alltagssituationen gelassener reagieren können. Ihre Konzentrationsfähigkeit wird steigen, Sie werden aufmerksamer durchs Leben gehen und schneller spüren, was Ihnen guttut.

Stärkung der fünf Elemente durch Meditationen

Wu Xing bedeutet *Die fünf Elemente*. Dass die fünf Elemente bzw. Wandlungsphasen Ausdruck zyklischer Entwicklungen und des Denkens in Kreisläufen in der chinesischen Philosophie sind, wurde bereits eingangs erläutert. Holz, Feuer, Erde, Metall und Wasser: Jedes dieser Elemente entspricht einer Phase im Wandel von Werden, Wachsen und Vergehen. Die Fünf-Elemente-Meditation folgt diesem Zyklus mit fünf meditativen Übungen:

- Ich bin
- Ich werde
- Ich entfalte mich
- Ich gehöre dazu
- Ich lasse los

Wenn Sie sich Entspannung wünschen, die Sie gleichzeitig mit Energie und Vitalität erfüllt, können die fünf Elemente Ihnen helfen, wieder mit sich und den Kräften der Natur eins zu werden.

Sie finden diese Fünf-Elemente-Meditationen auch auf der gleichnamigen im Mankau Verlag erschienenen CD. Falls Sie mit dem Buch arbeiten, führen Sie sie am besten zu zweit durch und lassen sich den Text vorlesen.

Führen Sie diese Übungen am besten morgens nach dem Aufstehen oder zu einem Zeitpunkt Ihrer Wahl durch, wenn Sie Ruhe und Zeit für sich haben. Der Morgen hat den Vorteil, dass Körper, Geist und Seele nach der Nachtruhe aufnahmefähig und frisch sind und Sie sich mit diesen Meditationen zusätzlich für den Tag stärken.

Es ist empfehlenswert, die Meditationen im Liegen auf einer Matte durchzuführen.

TCM für jeden Tag: Tagesprogramme zum Wohlfühlen und Heilen

Wir haben gesehen, dass die Traditionelle Chinesische Medizin den Menschen stets ganzheitlich betrachtet und sich zur Wiederherstellung, aber auch zur Erhaltung der Gesundheit verschiedener Methoden bedient. Die Kombination aus Ernährungslehre, Arzneimitteln, Heilverfahren, Entspannungs- oder Bewegungstechniken lindert Beschwerden und verhilft zu einem umfassenden Wohlbefinden.

Auf den folgenden Seiten finden Sie deshalb ein ausgewogenes und abwechslungsreiches Sieben-Tage-Programm mit einfachen Rezepten, Arzneimitteln und Akupressur gegen alltägliche Beschwerden und unterschiedlichen Tai-Chi- oder Qi-Gong-Übungen sowie einer Meditation für jeden Tag.

Frühstück

- Als Morgengetränk empfehlen sich Obstsäfte, Tomatensaft oder Grüner Tee.
- Müsli mit verschiedenen Früchten der Saison und gehackten Walnüssen.
- Weiß- oder Vollkornbrot mit Fruchtmarmeladen, Honig oder etwas Käse.
- Warme Sojabohnensuppe aus pürierten frischen Sojabohnen, die mit etwas Wasser aufgekocht werden.
- Eine gesunde und leicht verdauliche, wenn auch für das westliche Geschmacksempfinden ungewöhnliche Alternative ist eine Hühner-Reissuppe. Dafür bietet es sich an, für die ganze Woche aus einem Suppenhuhn Hühnerbrühe auf Vorrat zu kochen. Hier das Rezept:

Zutaten:

1 Suppenhuhn	1 Prise Salz
1 Bund Suppengrün	4 Knoblauchzehen
1 TL Ingwer, gehackt	250 g Reis
Schnittlauch gehackt	

1. In einem Topf 2 l Wasser mit einer Prise Salz zum Kochen bringen, das Huhn, Suppengrün, den geschälten und gehackten Knoblauch sowie den Ingwer hineingeben und bei kleiner Hitze offen eineinhalb Stunden garen.
2. Die Brühe durch ein Sieb gießen und erkalten lassen. Das Fett abschöpfen.
3. Den Reis in einem Topf mit etwas Salzwasser garen und in die Brühe geben, mit gehacktem Schnittlauch würzen.

1. Tag

Frühstück

1 Tasse Hühnersuppe mit Reis

Mittagessen

Hähnchen mit Ingwer und Lauch

Zutaten:

1 Hähnchen
3 Scheiben frischer Ingwer
1 TL Fünf-Gewürze-Pulver
½ Tasse in Streifen geschnittener Lauch
2 EL Sesamöl
2 Frühlingszwiebeln
1 EL Salz
1 EL Reiswein
⅓ Tasse in Streifen geschnittener, frischer Ingwer

Zubereitung:

1. Lauchstreifen und Ingwer platt klopfen. In einer kleinen Schüssel Salz, Fünf-Gewürze-Pulver und Reiswein verrühren.
2. Das Hähnchen waschen, mit Küchenpapier abtupfen, mit der Gewürzmischung außen und innen einreiben, in eine Schüssel geben und eine halbe Stunde ziehen lassen.
3. Die Schüssel mit dem Hähnchen, Lauch und Ingwer in einen Topf stellen. Ein wenig Wasser eingießen und rund 50 Minuten bei kleiner Hitze dämpfen.
4. Das Hähnchen zehn Minuten abkühlen lassen und in mundgerechte Stücke schneiden. Mit Frühlingszwiebeln und Ingwerstreifen anrichten und heißes Öl darübergießen.

Abendessen

Fenchel-Möhren-Gemüse

Zutaten:

2 Fenchelknollen
1 EL Süßrahmbutter
4 Pimentkörner
1 Knoblauchzehe
1 EL Zitronensaft
Frisches Basilikum
8 Möhren
Pfeffer
1 Zwiebel
Meersalz
1 Bund glatte Petersilie

Zubereitung:

1. Die Fenchelknollen halbieren (Strunk nicht herausschneiden); Fenchel waschen und quer in feine Streifen schneiden. Die Möhren putzen, waschen und fein hobeln oder schneiden.
2. Einen großen Topf mit Deckel bei mittlerer Hitze erwärmen, die Süßrahmbutter hineingeben und das klein geschnittene Gemüse einfüllen. Mit gemahlenem Pfeffer und Pimentkörnern würzig abschmecken.
3. Zwiebel und Knoblauchzehe pellen, fein würfeln und zum Gemüse geben. Alles etwa zehn Minuten schmoren, dabei gelegentlich wenden.
4. Das Fenchel-Möhren-Gemüse mit Meersalz und Zitronensaft würzen. Die Petersilie waschen, die Blättchen von den Stielen zupfen, klein schneiden und unter das Gemüse ziehen. Das Ganze zum Schluss mit gewaschenen Basilikumblättern dekorieren.

Für ein gesundes Atemsystem

Das gesamte Atemsystem mit den oberen Luftwegen und der Nase gehört in der TCM zum Zang-Organ Lunge, die in ihren Funktionen vom Herz, der Milz und den Nieren unterstützt wird und mit ihnen in Wechselwirkung steht. Wir nehmen Qi über den Atem aus der Luft auf und die Lunge verteilt das Qi in alle Körperteile. Wenn das Qi der Lunge durch Überanstrengung oder zu viel Stress beansprucht wird, wird die Immunkraft herabgesetzt. Bei ungünstigen klimatischen Bedingungen können krankheitsauslösende Faktoren, wie zum Beispiel Wind, Kälte und Wärme oder Hitze, leicht durch die Schleimhäute von Mund, Rachen und Nase eindringen. Dadurch wird das Qi der Lunge blockiert und es kommt zu Beschwerden der oberen Atemwege.

Die folgenden Anwendungen sind alle dazu geeignet, den verschiedenen Beschwerden der Atemwege vorzubeugen bzw. Abhilfe zu schaffen.

Chinesische Arzneimittel: Rezepturen, Heilkräuter und Heilpflanzen

Fenchel-Ginseng-Abkochung
5 g getrockneten Fenchel und 2 g Ginseng fünf Minuten lang in ¼ l Wasser kochen. Diese Abkochung mehrmals am Tag möglichst heiß in kleinen Schlucken trinken.

Orangen-Mandel-Ingwer-Tee
Etwas frische Orangenschale zerkleinern und mit gleichen Teilen gehackten Mandeln und 10 g klein geschnittenem Ingwer mit ¼ l kochendem Wasser überbrühen und zehn Minu-

ten lang ziehen lassen. Sehr hilfreich bei chronischer Bronchitis und erkältungsbedingtem Husten.

Zitrusfrüchte
Frisch gepresster Saft aus Zitronen, Grapefruits und Orangen mit gleichen Teilen Wasser verdünnen und schluckweise trinken. Der Zitrusfrüchtesaft kühlt den Körper und löst Schleim auf.

Chinakohlgemüse
Als Gemüse eignet sich Chinakohl in allen Variationen sehr gut bei Fieber, da er stark wasserhaltig ist.

Ingwer-Essig-Sud
¼ l Obstessig mit ½ l Wasser aufgießen. Einige Scheiben frische Ingwerwurzel dazugeben. Das Gemisch zehn Minuten lang kochen und dann abkühlen lassen. Mit Honig süßen und über den Tag verteilt trinken. Der Sud ist schleimfördernd und hilft, den Körper von Bakterien und Viren zu befreien.

Gemüsesaft
Mischen Sie Möhrensaft, Selleriesaft, Petersiliensaft und Saft aus Spinat (lässt sich im Entsafter herstellen) und trinken Sie davon über den Tag verteilt ½ bis 1 l in kleinen Schlucken. Diese Mischung hilft, den Körper zu entgiften.

Orangen-Pfefferminz-Tee
Etwas frische, unbehandelte Orangenschale zu gleichen Teilen mit getrockneter Pfefferminze zerkleinern und gut miteinander mischen. Mit ¼ l kochendem Wasser überbrühen und zehn Minuten lang ziehen lassen. Abgeseiht schluckweise mehrmals am Tag trinken.

Bananenbrei
100 g Honig mit einem Glas Wasser etwa zwei Minuten lang kochen lassen. 400 g reife Bananen schälen, mit einer Gabel zerdrücken und dazugeben. ½ l Milch angießen und den Brei insgesamt zehn Minuten lang kochen und ab und zu umrühren. Bei akutem Husten löffelweise warm essen.

Grüner Tee mit Oliven
Drei Oliven und zwei Teelöffel Grünen Tee mischen und in ½ l kochendem Wasser 15 Minuten lang ziehen lassen. Bei Mandelentzündung ein sauberes Leinen- oder Baumwolltuch in den Sud tauchen, auswringen, um den Hals legen und mit einem warmen Wollschal umwickeln. Bis zu eine halbe Stunde lang einwirken lassen.

Akupressur und Heilmassage

Im Folgenden erhalten Sie Anregungen, wie Sie sich durch die Behandlung ganz bestimmter Punkte bei Beschwerden des Atemsystems Abhilfe schaffen können. Die einzelnen Reizpunkte tragen in China nicht nur eine Buchstaben-Zahlen-Kennzeichnung, sondern auch sehr bildhafte Namen. Diese Namen werden hier nach dem Kürzel und mit ihrer deutschen Entsprechung angegeben.

Was die genaue Akupressur-Technik angeht, so wählen Sie unter den eingangs aufgeführten vier Techniken (Reiben, Kneten, Drücken, Klopfen) diejenige aus, die Ihnen am ehesten entspricht und bei der Sie sich am wohlsten fühlen. Hierzu müssen Sie die verschiedenen Techniken einfach ausprobieren.

Insgesamt sollten Sie jeden der aufgeführten Punkte etwa eine Minute lang behandeln; bei älteren Menschen empfiehlt sich eine etwas längere Druckdauer. Allerdings sollte kein Körperteil länger als eine Viertelstunde behandelt werden und eine Gesamtakupressurbehandlung eine halbe Stunde nicht überschreiten. Mit ein bisschen Erfahrung werden Sie jedoch sehr bald selbst spüren, wie lange Ihnen das Akupressieren guttut.

Bei **Asthma bronchiale** empfiehlt sich die Behandlung der folgenden Punkte (siehe S. 61):

- → B 12 – Fengmen oder Das Tor des Windes: Zwischen dem zweiten und dritten Brustwirbel, rechts neben der Wirbelsäule.
- → KG 21 – Xuanji oder Der Hauptstern: Oberhalb des Brustbeins.
- → LU 9 – Taiyuan oder Tiefer Abgrund: Am Ende der Speiche im Übergang zur Handgelenksfurche.

Bei **Schnupfen** empfiehlt sich die Behandlung der folgenden Punkte (siehe S. 61):

- → LU 7 – Lieque oder Der Fehler in der Reihe: Zwischen der Furche zwischen Elle und Speiche, eineinhalb Daumenbreit vom Handgelenkspalt entfernt.
- → DI 20 – Yingxiang oder Den Geruch willkommen heißen: In der Spalte zwischen Nasenflügel und Lippe.
- → Die folgende Massage ist bei Schnupfen ebenfalls wohltuend: Drücken Sie den Punkt, der auf der Mittellinie der Stirn etwas hinter dem Haaransatz liegt, genau auf der Verlängerung des Nasenrückens. Massieren Sie diesen Punkt ca. 30 Sekunden lang kräftig.

Bei **Bronchitis, Fieber, Mandel- und Halsentzündung sowie Husten** empfiehlt sich die Behandlung der folgenden Punkte (siehe S. 61):

- DI 4 – Hegu oder Das geschlossene Tal: Am Ende der Daumenfalte zwischen Zeigefinger und Daumen.
- DI 11 – Quchi oder Der gebogene Graben: Am Ende der äußeren Beugefalte des Ellenbogens bei rechtwinkliger Beugung des Gelenks.
- G 20 – Fengchi oder Windteich: Am Ansatz der Nackenmuskeln, am unteren Hirnhauptrand.
- LG 14 – Dazhui oder Großer Wirbel: Im Bereich des Lenkergefäßes zwischen dem siebten Halswirbel und dem ersten Brustwirbel.

Qi Gong

Die folgende Übung ist sehr hilfreich bei Asthma, außerdem bei Kurzatmigkeit, Gedächtnis- und Konzentrationsschwäche, Herzklopfen und Schlaflosigkeit. Führen Sie diese Übung mit einmaligem Öffnen und Schließen täglich nach dem Aufstehen vor dem offenen Fenster oder auf dem Balkon drei- bis fünfmal durch.

- **Erster Schritt:** Konzentrieren Sie sich auf den Punkt Laodong in der Mitte Ihrer Handflächen. Atmen Sie entspannt in tiefen, langen Zügen ein und aus.
- **Zweiter Schritt:** Sie stehen aufrecht. Die Beine sind in Schulterbreite gegrätscht. Ziehen Sie nun Ihre Arme an und drehen Sie Ihre Handflächen zur Brust hin. Dann strecken Sie Ihre Arme langsam nach außen aus, die Handflächen drehen sich gleichzeitig mit einem tiefen langen Einatmen nach vorne, damit die Brusthöhle weit gedehnt wird.

→ **Dritter Schritt:** Beide Arme nähern sich vor der Brust parallel zueinander. Die Handflächen richten sich zuerst weiter nach vorne, anschließend gegeneinander und dann nach unten. Die Knie beugen sich und Sie hocken sich ein wenig nieder, indem Sie gleichzeitig tief und langsam ausatmen.

Qi-Gong-Übung: für Körper, Geist und Seele

Diese Übung hilft dabei, die Funktionen des Gehirns und anderer Organe zu regulieren, Frieden im Geist zu schaffen, die Gelenke geschmeidiger zu machen und drohenden Krankheiten vorzubeugen.

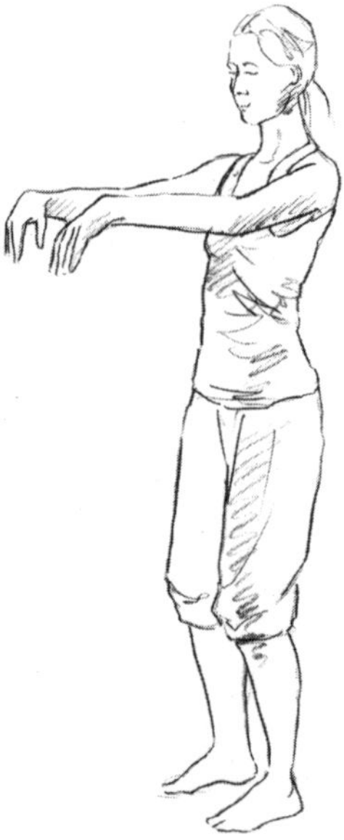

→ **Erster Schritt:** Stehen Sie entspannt und konzentrieren Sie sich wieder auf die beiden Akupunkturpunkte in der Mitte Ihrer Hände. Dann heben Sie beide Arme allmählich nach vorne in die Horizontale, während beide Handflächen nach unten gerichtet sind. Atmen Sie gleichzeitig langsam und tief durch Ihre Nase ein, die Gedanken immer bei den beiden Punkten Ihrer Hände. Diese bleiben beim Heben der Arme ganz unbeweglich.

→ **Zweiter Schritt:** Dann beugen Sie nach und nach ein wenig Ihre Knie. Die Kniescheiben sollten dabei nicht über die Zehenspitzen hinausragen. Währenddessen atmen Sie langsam und ruhig durch die Nase aus.

Führen Sie diese Übung drei- bis fünfmal hintereinander durch.

Tai-Chi-Übung: Zen-Stehen

Zen-Stehen ist eine Grundübung, die der Versenkung, der Konzentration und vor allem der Entspannung dient. Sie besitzt einen großen gesundheitlichen Wert und wird als eine der besten Übungen betrachtet, um das lebensnotwendige Qi zu entwickeln.

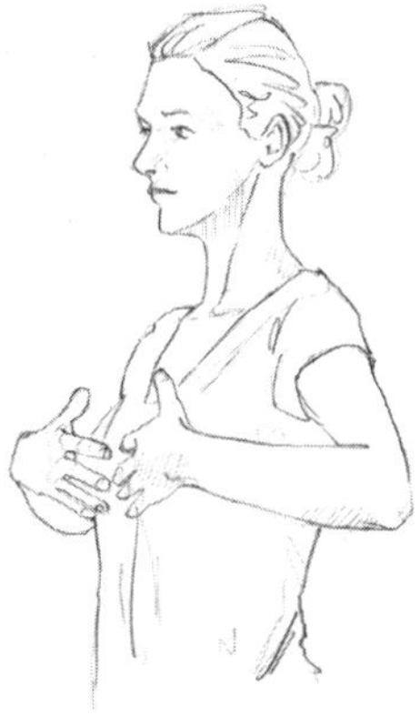

❶ Die Füße stehen bequem parallel in Schulterbreite. Die Fußspitzen sind etwas einwärts gerichtet, das gesamte Körpergewicht auf den vorderen Teil der Füße verlagert (die Fersen sollten nicht angehoben werden).
❷ Die leicht gebeugten Knie sind etwas einwärts gerichtet. Halten Sie dabei den Rücken gerade.
❸ Heben Sie die Arme ein wenig an und bilden Sie mit Armen und Händen etwas unter der Schulterhöhe einen Kreis.
❹ Die Handgelenke bleiben entspannt. Die Fingerspitzen zeigen zueinander. Der Abstand zwischen ihnen beträgt etwa zehn Zentimeter.
❺ Der Körper ist entspannt. Der Atem geht langsam und tief. Körper und Geist werden still.
❻ Stehen Sie anfangs fünf bis zehn Minuten lang.

Meditation: Stärkung für das Holz-Element

Holz steht für die Farbe Grün und die Kreativität. Es stärkt die körperliche und seelische Ausdauer. Ein Holz-Typ ist ein Schöpfergeist, er ist abenteuerlustig und in jeder Hinsicht beweglich und jugendlich. Das Geburtsjahr eines Holz-Typen endet immer auf eine Vier oder Fünf. Holz steht für die Lebensphase der Kindheit und Jugend. Die beste Tageszeit für einen Holzmenschen ist der Vormittag. Die zugeordneten Organe sind die Leber und die Gallenblase.

Legen Sie sich entspannt auf den Rücken und schließen Sie Ihre Augen. Reiben Sie Ihre Handflächen aneinander, bis Ihre Hände warm und energiegeladen sind... Sie reiben die Hände bis sie warm und energiegeladen sind... Legen Sie nun die linke Hand über die Leber, also auf Ihre rechte Seite, unterhalb des Rippenbogens und die rechte Hand darüber. Halten Sie Ihre Hände auf jeden Fall so, dass es sich für Sie bequem anfühlt. Schließen Sie Ihre Augen und atmen Sie ruhig und tief in Ihrem eigenen Atemrhythmus ein und aus. Bleiben Sie mit Ihrer Aufmerksamkeit noch bei Ihrem Atem. Ihr Atem kommt und geht in Ihrem Rhythmus. Sie atmen ein und aus... Ihr Atem strömt ein und aus... Spüren Sie, wie sich Ihr Bauch beim Einatmen hebt und beim Ausatmen wieder flacher wird... Mit jedem Einatmen strömt Energie in Sie ein, mit jedem Ausatmen verlässt Altes, Verbrauchtes Ihren Körper... Ihr Atem strömt in den Körper ein und fließt weiter über Ihre Hände in den Körper. Der Atem strömt über die Nase, die Luftröhre, in die Lungen und weiter in den Bauch, über Ihre Arme in die Hände. Stellen Sie sich vor, dass sich mit dem nächsten Einatmen die einfließende Energie in einen frischen Grünton färbt. Ein frisches lebhaftes kraftvolles Grün, wie das Blätterkleid der Bäume im Frühling. Diese Energie in der Farbe des hellen frischen kraftvollen Grüns atmen Sie ein, mit jedem Atemzug mehr. Dieses Qi fließt über Ihre Hände in die Leber und in die Gallenblase. Gleichzeitig strömt dieses kraftvolle frische Grün aus dem Brust-

und Bauchraum in Ihre Leber und Gallenblase. Ihre Leber und Gallenblase erfüllen sich immer mehr mit der Farbe des Frühlings. Sie atmen ein, der Bauch hebt sich, Sie atmen aus, der Bauch senkt sich... So wie ein Windhauch die kraftvollen grünen jungen Blätter am Baum streift und Sie zusätzlich belebt, so weht ein frischer belebender Windhauch durch Ihre Leber und Gallenblase. Stellen Sie sich nun vor, dass Sie im Frühling vor einer prächtigen Buche stehen, die vor wenigen Tagen ihre Blätter in frischem Frühlingsgrün entfaltet hat. Sie saugen diesen Anblick mit den Augen und mit jedem Atemzug in sich auf. Mit jeder Sekunde dieses Anblicks saugen Sie über die Augen diese grüne lebendige Kraft auf und atmen die lebendige frische, mit Sauerstoff erfüllte Luft ein und erfüllen so mehr und mehr Ihre Leber und Ihre Gallenblase. Dieses satte frische lebendige Grün strömt über die Augen und den Atem in Sie ein. Die Augen erquicken sich an der Farbe, die Leber und Gallenblase werden erfrischt. Sie lassen Ihren Blick in die Ferne schweifen an den weiten Horizont..., sodass sich auch Ihr Geist weiten kann... Ein Windstoß bewegt die Blätter des wunderbaren Baumes und die Luftbewegung spüren Sie, mit jeder Zelle Ihres Körpers. Nach und nach ist Ihr ganzer Körper von frischem, grünem, kraftvollem Holz-Qi erfüllt. Mögen Sie es, vom Wind durchgepustet zu werden? So lassen Sie einen kräftigen Wind durch Ihre Zellen und Ihren Geist wehen, mögen Sie einen sanften Windhauch, dann spüren Sie, wie er sanft über Sie und durch Sie hinwegstreicht. Das grüne frische kraftvolle Qi strömt in Sie ein, erfüllt Ihr ganzes Auge, die Pupille, den Augapfel, jede Kapillare des Auges ist von frischem grünem Licht erfüllt. Ihre Augen und Ihr Geist sind von dem Blick in den weit entfernten Horizont entspannt, Ihre Leber und Gallenblase von dem frischen

Frühlings-Qi erquickt und jede Zelle erfreut sich an dem lebhaften, so überaus kraftvollen Frühlingsgrün. So ist Ihr ganzer Körper über die Augen, die Leber und die Gallenblase, bis in jede Zelle mit frischem, lebendigen, grünen Qi erfüllt und das Holz-Element in Ihrem Körper ist maximal gestärkt. Danken Sie zum Abschied diesem Baum mit dem frühlingsgrünen Blätterkleid für die Kraft und Frische und Lebendigkeit, danken Sie dem Horizont für den Weitblick und dem Wind für das Durchpusten und nehmen Sie nun wieder Ihren Atem wahr. Das Einatmen und Ausatmen, Ihr Einatmen und Ausatmen – das ganz in Ihrem Rhythmus fließt – und machen Sie sich bereit, mit Ihrer Aufmerksamkeit in den Alltag zurückzukehren.

Atmen Sie noch ein paar Mal tief durch, strecken Sie nun Ihre Beine, Ihre Arme und Finger nach oben aus und öffnen Sie Ihre Augen. Die Meditation ist beendet! Und Sie sind mit Ihrer Aufmerksamkeit wieder ganz in der Gegenwart! Legen Sie Ihre Hände zur Seite und spüren Sie nach. Wie fühlen Sie sich?

2. Tag

Frühstück

Grünkernmüsli mit Sauerkirschen

Zutaten:

200 g Grünkern
Pfeffer und Salz
1 Glas Schattenmorellen (ca. 450 ml)
Ahornsirup oder Honig
1 EL Süßrahmbutter
600 ml Wasser
1 Prise Paprikapulver
2 Eigelbe

Zubereitung:

1. Den Grünkern in einen Topf geben, erhitzen und bei mittlerer Temperatur etwa zehn Minuten rösten. Dabei öfter umrühren. Süßrahmbutter zugeben und nach Geschmack pfeffern. Wasser zugießen und 15 Minuten zugedeckt fertiggaren.
2. Fünf Minuten ziehen lassen, eine Prise Salz einstreuen. Die abgetropften Schattenmorellen darüber verteilen.
3. Paprikapulver darüberstreuen und die beiden Eigelbe unterheben. Nach Belieben mit Ahornsirup oder Honig abschmecken und servieren.

Mittagessen

Rindfleisch mit süß-saurer Soße

Zutaten:

300 g Rindfleisch
1–2 EL Stärke
Pfeffer
1 EL dunkle Bohnensauce (erhältlich im Asia-Laden)
1 TL Zucker
1 TL Ingwer, fein gehackt
2 EL Sojaöl
1 EL Reiswein
5 EL Hühnerbrühe
2 EL Sojasauce
1 EL Reisessig
1 EL Zwiebeln, fein gehackt

Zubereitung:

1. Rindfleisch in hauchdünne, rund fünf Zentimeter lange Streifen schneiden und in der Stärke wälzen.
2. Die übrigen Zutaten in einer Schüssel vermischen.
3. In einer Pfanne das Sojaöl erhitzen und das Fleisch darin scharf anbraten. Bei kleiner Hitze zugedeckt etwa zehn Minuten schmoren.
4. Die Sauce unterrühren und etwas eindicken lassen. Heiß servieren.

Abendessen

Kartoffel-Karotten-Suppe

Zutaten:

2 l Gemüsebrühe
1 TL Paprikapulver
8 große Möhren
1 Knoblauchzehe
10 schwarze Pfefferkörner
Meersalz
1 Stange Lauch
8 große Kartoffeln
2 große Zwiebeln
1 Lorbeerblatt
2 Bund Schnittlauch
4 EL saure Sahne oder Crème fraîche

Zubereitung:

1. 2 l Gemüsebrühe in einen großen Topf geben. Den Lauch halbieren, waschen und in halbe Ringe schneiden, in die Gemüsebrühe geben und aufs Feuer stellen. Das Paprikapulver zugeben.
2. Kartoffeln und Möhren waschen, schälen, in Würfel schneiden und in die Suppe geben.
3. Die Zwiebeln und den Knoblauch pellen, klein hacken und dazugeben. Die Pfefferkörner mit der flachen Seite eines großen Küchenmessers zerdrücken und mit dem Lorbeerblatt in die Suppe geben. Etwa 40 Minuten zugedeckt kochen. Den Schnittlauch waschen, in Ringe schneiden und über die Suppe geben. Mit Meersalz würzen und mit saurer Sahne oder Crème fraîche verfeinern.

Für geschärfte Sinnesorgane

Augen, Nase und Ohren gehören zu den Sonderorganen (Qi-Heng-Zhi-Fu) und besitzen auf der Körperoberfläche keine eigenen Meridiane. Sie werden von den Leitbahnen der Zang- und der Fu-Organe versorgt: die Augen über Leber und Gallenblase, die Nase über Lunge und Dickdarm und die Ohren über Nieren und Harnblase. So haben viele Erkrankungen der Sinnesorgane ihre Ursache in den inneren Zang- oder Fu-Organen.

Chinesische Arzneimittel: Rezepturen, Heilkräuter und Heilpflanzen

Sonnenblumenkerne
Bei überanstrengten Augen nehmen Sie zwei Wochen lang jeden Tag 50 g Sonnenblumenkerne zu sich. Meiden Sie gleichzeitig tierisches Eiweiß.

Löwenzahnsaft
Sehr wirksam bei einer Entzündung, die auf einer Überanstrengung der Augen beruht, ist ein Gemisch aus Löwenzahnsaft und Möhrensaft zu gleichen Teilen. Trinken Sie täglich ½ bis 1 l.

Zandersuppe
Ein Zanderfilet in Öl anbraten. Drei bis vier Minuten lang von jeder Seite dünsten und leicht salzen. Einige Ingwerwürfel, Schnittlauch, eine Tomate, vier Datteln und fünf Maronen klein schneiden und hinzufügen. Mit ½ l Wasser bei geringer Hitze etwa eine Stunde lang kochen lassen. In kleinen Schlucken zweimal am Tag trinken; sehr hilfreich bei Heuschnupfen.

Akupressur und Heilmassage

Bei **Augenentzündungen** empfiehlt sich die Behandlung der folgenden Punkte (siehe S. 61):

- → G 20 – Fengchi oder Windteich: Vier Fingerbreit hinter den beiden Ohrläppchen.
- → G 14 – Yangbai oder Das weiße Yang: Ein Zentimeter über der Mitte beider Augenbrauen.

Bei **Nebenhöhlenentzündung** empfiehlt sich die Behandlung der folgenden Punkte (siehe S. 61):

- → DI 4 – Hegu oder Das geschlossene Tal: Den Daumen an den ausgestreckten Zeigefinger pressen, am höchsten Punkt der entstehenden Muskelwölbung liegt DI 4.
- → DI 11 – Quchi oder Der gebogene Graben: Am Ende der äußeren Beugefalte des Ellenbogens bei rechtwinkliger Beugung des Gelenks.
- → DI 20 – Yingxiang oder Den Geruch willkommen heißen: In der Falte zwischen Nasenflügel und Lippe.

Bei **Ohrenschmerzen** empfiehlt sich die Behandlung der folgenden Punkte (siehe S. 61):

- → 3 E 21 – Ermen oder Das Ohrtor: Am Beginn des Ohrs in der Vertiefung.
- → DÜ 18 – Qiangjian oder Der kräftige Zwischenraum: Am unteren Ende des Wangenknochens, unter dem äußeren Augenwinkel.
- → LG 20 – Baihui oder Hundert Zusammenkünfte: Oben auf dem Scheitelpunkt in der Mitte der Schädeldecke.
- → G 2 – Tinghui oder Hören können: Bei geöffnetem Mund in der Mulde oberhalb des Ohrläppchens an der Seite des Wangenknochens.

→ 3 E 17 – Yifeng oder Der Vorhang im Wind: Hinter dem Ohrläppchen.

Bei **(durch Erschöpfung verursachten) Sehstörungen** empfiehlt sich die Behandlung des folgendes Punktes (siehe S. 61):

→ B 11 – Dashu oder Das große Webschiffchen: In der Vertiefung am Innenwinkel des Auges oberhalb des Tränenkanals.

→ Außerdem ist diese Augenmassage wohltuend:

❶ Massieren Sie den Bereich unter dem seitlichen Augenbrauenende am knöchernen Rand der Augenhöhle und kreisen dabei mit dem Daumenballen sanft bis zu dreißigmal. Wiederholen Sie dies auch am anderen Auge.

❷ Drücken Sie dann mit Daumen und Zeigefinger den Bereich am inneren Knochenrand der Augenhöhle. Drücken Sie zunächst beide Punkte in Richtung des Nasenrückens gegeneinander, dann nach unten, dann nach oben. Wiederholen Sie dies dreißigmal.

Qi-Gong-Übungen

Bei **Ohrgeräuschen** *oder* **Tinnitus** *kann die folgende Qi-Gong-Übung für Linderung sorgen:*

→ **Erster Schritt:** Drücken Sie zunächst Ihre beiden Ohrmuscheln vor und zurück und lassen Sie sie dabei beide Gehörgänge völlig zudecken.

→ **Zweiter Schritt:** Stecken Sie dann beide Zeigefinger vorsichtig in den Gehörgang, sodass das oberste Fingerglied im Ohr versteckt ist. Atmen Sie nun tief durch die Nase ein. Drehen Sie dann Ihre Finger zehnmal langsam hin und her und atmen Sie dabei ganz langsam durch die Nase aus.

→ **Dritter Schritt:** Nehmen Sie die Zeigefinger aus den Gehörgängen. Atmen Sie nun drei bis vier Minuten lang tief durch die Nase ein und aus.

Wiederholen Sie diese Übung mindestens dreimal, wenn es für Sie angenehm ist auch bis zu fünfmal.

Diese Qi-Gong-Übung empfiehlt sich bei
Nebenhöhlenentzündungen:

→ **Erster Schritt:** Beide Füße stehen parallel und in Schulterbreite auseinander. Legen Sie Ihre linke Hand auf den Kopf und die rechte 15 Zentimeter vor den Mund. So spüren Sie an der Handinnenfläche Ihren Atem. Danach wechseln Sie die Hände.

→ **Zweiter Schritt:** Reiben Sie mit beiden Daumen zwanzigmal entlang der Nase schräg nach oben. Stellen Sie sich dabei vor, dass die Wärme tiefer in die Nasennebenhöhle hineingeht.

→ **Dritter Schritt:** Atmen Sie tief durch die Nase ein und strecken Sie beide Hände vom Körper her auf beiden Seiten langsam nach oben; beugen Sie dabei den Kopf langsam nach hinten. Die Füße werden ebenfalls langsam nach oben gestreckt. Tun Sie dies alles während eines langen Einatmens.

→ **Vierter Schritt:** Die langsame Ausatmung vollziehen Sie, indem Sie die nach oben gestreckten Arme ganz langsam zum Mund führen. Stellen Sie sich dabei vor, Sie nehmen Energie aus dem Universum durch die Hand auf und in den Körper hinein. Stellen Sie die Füße jetzt wieder gerade auf den Boden.

Tai-Chi-Übung: Vorwärts- und Rückwärtsgehen

Diese Übungen machen den Wechsel von Yin und Yang bei der Gewichtsverlagerung bewusst. Durch das Vorwärts- und Rückwärtsgehen lernen Sie Körperbeherrschung. Überdies kräftigt die Übung Beine und Füße.

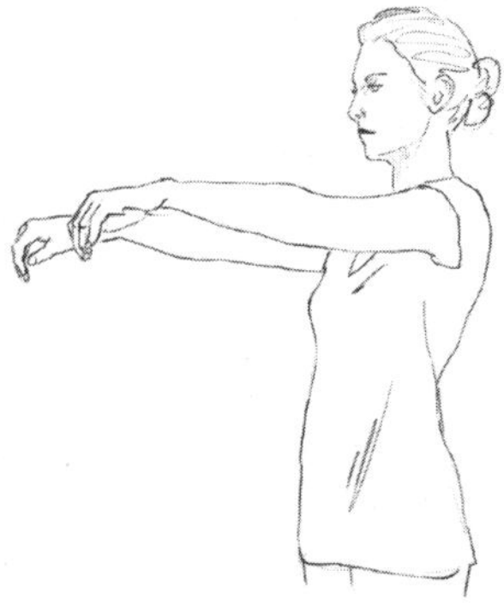

❶ Die Füße bilden einen Winkel von etwa 60 Grad, das Gewicht ist gleichmäßig auf beide Füße verteilt. Die Knie sind leicht gebeugt. Der Rücken bleibt gerade, die Arme hängen locker nach unten.

❷ Heben Sie nun die Arme nach vorne, bis etwa unterhalb der Schulterhöhe.

❸ Verlagern Sie das Körpergewicht auf den rechten Fuß.

❹ Heben Sie dann den linken Fuß, beginnend mit der Ferse, und setzen Sie ihn nach vorne. Setzen Sie die Ferse zuerst auf. Die Schrittgröße entspricht etwa einer Fußlänge.

❺ Verlagern Sie das Gewicht langsam auf den linken Fuß.

❻ Lösen Sie dann langsam den rechten Fuß (Ferse zuerst) vom Boden. Heben Sie die Arme dabei über den Kopf.

❼ Ziehen Sie den Fuß, der Linie eines Kreisbogens gleich, am linken Fuß vorbei und setzen ihn nach vorne mit der Ferse auf.

❽ Verlagern Sie das ganze Gewicht auf den rechten Fuß, und setzen Sie das Gehen in gleicher Weise fort.

❾ Zum Schluss sollten die Füße wieder in der Ausgangsstellung sein.

❿ Beim Rückwärtsgehen wird der Fuß zuerst mit den Zehen aufgesetzt. Alles andere entspricht dem Vorwärtsgehen.

Meditation: Stärkung des Feuer-Elements

Feuer steht für die Farbe Rot und die Freude am Leben. Es stärkt die Leistung von Herz und Kreislauf. Ein Feuer-Typ ist ein Mensch, der nach vorne blickt. Er hat Humor, ist spontan und liebt das Gespräch. Das Feuer steht in der Fünf-Elemente-Lehre für den Teenager und den jungen Erwachsenen. Das Geburtsjahr eines Feuer-Typen endet immer auf einer Sechs oder einer Sieben. Die beste Tageszeit für einen Feuermenschen ist der Mittag. Die zugehörigen Organe sind das Herz und der Dünndarm.

Legen Sie sich entspannt auf den Rücken und schließen Sie Ihre Augen. Reiben Sie Ihre Handflächen aneinander, bis die Hände warm und energiegeladen sind…, Sie reiben Ihre Hände… bis sie warm und energiegeladen sind. Legen Sie nun die linke Hand in den Herzbereich und die rechte Hand unter den Nabel. Schließen Sie Ihre Augen und atmen Sie ruhig und tief in Ihrem eigenen Atemrhythmus ein und aus. Ihr Atem kommt und geht in Ihrem Rhythmus. Sie atmen ein und aus… Ihr Atem strömt ein und aus… Spüren Sie, wie sich Ihr Bauch und die Brust beim Einatmen heben und beim Ausatmen wieder flacher werden… Mit jedem Einatmen heben sich Brust und Bauch, mit jedem Ausatmen senken sich Brust und Bauch… Ihr Atem strömt in den Körper ein, in Ihr Herz und in den Dünndarm. Mit dem nächsten Einatmen fließt die Energie zusätzlich über Ihre Hände in das Herz und in den Dünndarm. Sie atmen ein, der Bauch hebt sich, Sie atmen aus, der Bauch senkt sich… Stellen Sie sich nun vor, dass mit jedem Einatmen warmes feuerrotes Qi in Sie einströmt, zu Ihrem Herzen und zum Dünndarm fließt. Das Ausatmen nimmt Verbrauchtes und

Altes mit und Bauch und Brust senken sich wieder. Warmes feuerrotes Licht pulsiert unter Ihren Händen. Sie können sich vorstellen, dass Sie in einer warmen Sommernacht in ein lebendiges warmrotes Lagerfeuer blicken. Sie lassen sich erwärmen..., Sie beobachten die unterschiedlichen Rottöne und nehmen diese warme feuerrote Energie in sich auf... Das Feuer spendet Wärme, Geborgenheit und lodernde impulsive Energie, gleichzeitig verzehrt es. Sie blicken in das Lagerfeuer und freuen sich über den Feuerschein, die Wärme, die Fröhlichkeit und die Lebendigkeit um Sie herum. Sie hören ein fröhliches Lachen... so wie das warme feuerrote Qi mit Ihrem Atem in Ihr Herz einströmt, so ist Ihr Herz gleichermaßen von Freude durchströmt. Das warme rote Licht und die Freude durchstrahlen Ihr Herz. Sie atmen Qi ein... und aus... und der Atem nimmt altes Verbrauchtes aus Ihrem Körper mit. Mit jedem Einatmen wird die feuerrote warme Kraft in Ihnen stärker... Das rote freudige Leuchten nimmt immer mehr zu, bis es schließlich überströmt in die Blutbahnen... und über die Blutbahnen nach und nach den ganzen Körper erreicht. Atmen Sie in Ihrem Rhythmus weiter, der Atem kommt und geht... Das warme rote fröhliche Qi fließt in den Brustraum, in den Bauch. Sie atmen feuerrotes warmes Qi ein, es strömt über die Blutbahnen in die Beine, in die Arme, in den Kopf und erfüllt auch Ihre Zunge. Ihr Herz, Ihr Dünndarm, Ihre Zunge, Ihre Blutbahnen sind mit feuerrotem warmem fröhlich-freudvollem Qi erfüllt. Ganz und gar durchflutet diese warme rote Energie Ihren Körper. So ist Ihr ganzer Körper von den Haarspitzen bis zu den Fußspitzen wohlig warm mit feuerrotem Qi erfüllt und das Feuer-Element in Ihrem Körper ist maximal gestärkt.

Nehmen Sie nun wieder Ihren Atem wahr, das Einatmen, das Ausatmen und machen Sie sich bereit, mit Ihrer Aufmerksamkeit in den Alltag zurückzukehren. Atmen Sie noch ein paar Mal tief durch, strecken Sie Ihre Beine aus, strecken Sie die Arme und Finger nach oben aus und machen Sie Ihre Augen auf. Die Meditation ist nun beendet! Und Sie sind mit Ihrer Aufmerksamkeit wieder ganz in der Gegenwart! Legen Sie Ihre Hände zur Seite und spüren Sie nach. Wie fühlen Sie sich?

3. Tag

Frühstück

Weizenflocken mit Orangenfilets

Zutaten:

6 Orangen
1 Sternanis und/oder
8 Blättchen Minze
2 EL Sahne
Pfeffer aus der Mühle
(oder Ingwer)
2 EL Rohrzucker
4 EL Joghurt
0,4 g Safranfäden
(4 Prisen; oder Paprikapulver)
300 g Weizenflocken

Zubereitung:

❶ Vier Orangen auspressen, den Orangensaft in einen Topf füllen und erhitzen. Rohrzucker einrühren, Sternanis oder/und Minzblätter dazugeben und drei Minuten köcheln lassen. Vom Feuer nehmen; zehn Minuten stehen lassen, dann Joghurt einrühren und Safran dazugeben.

❷ Sahne und etwas Pfeffer darüberstreuen und die Weizenflocken einrühren. Die restlichen zwei Orangen schälen und filieren oder in Scheiben schneiden und die Weizenflocken damit dekorieren.

Mittagessen

Schweinerippchen mit Bohnensauce

Zutaten:

700 g Schweinerippchen
1 Knoblauchzehe gehackt
2 EL dunkle Sojasauce
1 EL Zucker
2 EL gekochte schwarze Bohnen
1 TL Maisstärke
1 Frühlingszwiebel, gehackt

Zubereitung:

1. Die Rippchen klein hacken und in eine Schüssel geben.
2. Die Bohnen abspülen, abtropfen lassen und zerdrücken. Mit Knoblauch, Sojasauce, Stärke und Zucker vermischen. Die Sauce auf den Rippchen verstreichen.
3. Die Schüssel in einen Topf stellen. Etwas Wasser in den Topf gießen und die Rippchen auf diese Weise bei kleiner Hitze rund 55 bis 60 Minuten dämpfen. Zum Schluss die Frühlingszwiebel darüberstreuen und heiß servieren.

Abendessen

Erfrischender Salat

Zutaten:

4 grüne Salatherzen
2 Möhren
1 EL Wasser
3 EL Balsamessig
2 Bund Basilikum
Meersalz
Paprikapulver
Pfeffer
4 reife Tomaten
1 Salatgurke
4 EL Olivenöl

Zubereitung:

❶ Die grünen Salatherzen waschen und putzen. Die zarten Salatblätter in eine Schüssel geben und etwas Paprikapulver darüberstreuen.

❷ Die Möhren waschen, putzen und dünn hobeln, auf den Salat geben. Pfeffer und Wasser hinzufügen.

❸ Die Tomaten kreuzförmig einschneiden, kurz mit kochendem Wasser überbrühen und die Haut abziehen. Die Kerne entfernen, die Tomaten achteln und zum Salat geben. Dann Essig darübergießen.

❹ Die Salatgurke schälen, halbieren, die Kerne herausschaben. Die Gurkenhälften in Scheiben hobeln und mit gewaschenem Basilikum zum Salat geben. Das Olivenöl darüber verteilen, nochmals pfeffern und mit Meersalz würzen.

Herz und Kreislauf in Schwung halten

Das Zang-Organ Herz ist zuständig für den Blutkreislauf. Innere Faktoren spielen bei den Erkrankungen des Herz- und Kreislaufsystems eine wichtige Rolle. Wichtig sind bei der Diagnose auch die Wechselwirkungen von Herz und Lunge, Herz und Nieren, Leber und Milz.

Sind etwa die Nieren geschwächt und das Wasser kann nicht ausreichend aus dem Körper ausgeschieden werden, so belastet dies das Herz. Dieses wiederum kann die Nieren nicht mit ausreichend Blut versorgen, wodurch es zu Beschwerden wie Ödemen, Nervosität oder Schlafstörungen kommen kann.

Ist die Leber gestört, so kann der Blutkreislauf darunter leiden und es kommt zu Bluthochdruck.

Ist die Milz durch eine Magen- und Darmschwäche beeinträchtigt, wird das Herz mit zu wenig Blut versorgt. Es kommt zu Schlafstörungen, zu Appetitlosigkeit und Stressanfälligkeit.

Chinesische Arzneimittel: Rezepturen, Heilkräuter und Heilpflanzen

Gemüsesaft mit Spinat

Möhrensaft, Selleriesaft, Petersilien- und Spinatsaft mischen und täglich ½ l davon trinken. Der Saft hilft, Ablagerungen aus den Gefäßen zu schwemmen.

Weizenkeimöl

Ein Teelöffel Weizenkeimöl nach dem Frühstück und nach dem Abendessen stärkt das Nervensystem.

Knoblauch

Verwenden Sie beim Kochen möglichst oft frischen Knoblauch. Er reinigt das Blut und entfernt Ablagerungen an den Gefäßinnenwänden. Außerdem fördert er die Verdauung.

Ingwer und Ginseng

Ingwer und Ginseng stärken die Nieren; beides sollte möglichst vielen Gerichten zugesetzt werden.

Sellerie-Birnen-Wasser

Kochen Sie 500 g Sellerie und 60 g Balsambirne eine Viertelstunde lang in ½ l Wasser. Seihen Sie die festen Bestandteile ab und trinken Sie mehrmals täglich von dem warmen Sud, der Yin-stärkend wirkt.

Basilikumtee

Trinken Sie dreimal täglich eine Tasse frisch aufgebrühten Basilikumtee. Dazu nimmt man einen Teelöffel getrocknete Blätter auf ¼ l Wasser und kocht das Ganze kurz auf. Einige Minuten lang ziehen lassen und abseihen.

Brennnessel- und Hagenbuttentee

Trinken Sie abwechselnd je eine Tasse Brennnessel- und Hagebuttentee über den Tag verteilt.

Akupressur und Heilmassage

Bei **Bluthochdruck** behandeln Sie folgende Punkte (siehe S. 61):

- LE 3 – Tachong oder Der große Impuls: An den unmittelbaren Enden der beiden Mittelfußknochen der großen und der zweiten Zehe, direkt unterhalb der Haut zwischen den beiden Zehen.
- LE 2 – Xingjiang oder In den Zwischenraum gehen: An der Haut zwischen der großen und der zweiten Zehe.
- M 36 – Zusanli oder Drei Meilen am Fuß: Eine Hand breit unter der Kniescheibe und ein Querfinger seitlich außen, mehrmals am Tag intensiv bearbeiten, gemeinsam mit:
- LG 20 – Baihui oder Hundert Zusammenkünfte: Oben in der Mitte der Schädeldecke auf der gedachten Mittellinie zwischen den Ohrenachsen.

Bei **niedrigem Blutdruck** empfiehlt sich die Behandlung der folgenden Punkte (siehe S. 61):

- N 1 – Yongquan oder Die sprudelnde Quelle: In der Mitte der Fußsohle in der Ballenregion, mehrmals am Tag drücken.
- M 36 – Zusanli oder Drei Meilen am Fuß: Eine Hand breit unter der Kniescheibe und ein Querfinger seitlich außen, mehrmals am Tag intensiv bearbeiten, gemeinsam mit:
- KG 6 – Qihai oder Meer des Qi: Vier Fingerbreit oberhalb des Schambeins, knapp unterhalb des Nabels.

Bei **Durchblutungsstörungen** empfiehlt sich die Behandlung der folgenden Punkte (siehe S. 61):

- MP 6 – Sanyinjiao oder Kreuzung der drei Yin-Meridiane: An der Unterschenkelinnenseite, vier Fingerbreit über dem Knöchel.

- MP 9 – Yinlingquan oder Quelle am Yin-Grabhügel: Tasten Sie bei gebeugtem Knie an der Innenseite bis zur Kniekehle. Knapp unter dem runden Knochenvorsprung, den Sie hier fühlen, liegt dieser Punkt.
- N 2 – Rangu oder Das natürliche Tal: Auf dem höchsten Punkt des Fußgewölbes, am inneren Rand des Fußes.

Bei **Krampfadern** schafft die Behandlung der folgenden Punkte Erleichterung (siehe S. 61):

- G 34 – Yanglingquan oder Quelle am Yang-Grabhügel: Am Schnittpunkt der Linien von der unteren und der oberen Begrenzung des Wadenbeinköpfchens.
- G 39 – Xuanzhong oder Aufhängung der Glocke: Vier Querfinger über dem Fußknochen an der Außenseite des Beins.

Bei **Wasseransammlungen im Gewebe (Ödeme)** empfiehlt sich die Behandlung der folgenden Punkte (siehe S. 61):

- G 41 – Zulinqui oder Am Fuß dem Weinen nahe: Zwischen den beiden oberen Enden der Mittelfußknochen der vierten und der kleinen Zehe.
- M 36 – Zusanli oder Drei Meilen am Fuß: Außen am Schienbeinknochen, vier Querfinger unterhalb der Kniescheibe.
- LU 7 – Lieque oder Der Fehler in der Reihe: Zwischen Elle und Speiche, etwa anderthalb Daumenbreit vom Handgelenksspalt entfernt.
- B 21 – Weishu oder Transportpunkt zum Magen: Zwischen dem zwölften Brustwirbel und dem ersten Lendenwirbel auf dem Rücken.
- B 23 – Shenshu oder Transportpunkt zu den Nieren: Zwischen dem zweiten und dem dritten Lendenwirbel.

Qi-Gong-Übung: Die Wolkenübung

Mithilfe dieser Übung wird die Pumpfunktion des Herzens verbessert, der Kreislauf angeregt und die Beweglichkeit und Belastbarkeit der Gelenke von Schultern, Knien und Ellenbogen gestärkt. Den Bewegungsablauf sollten Sie direkt nacheinander drei- bis fünfmal wiederholen.

→ **Erster Schritt:** Sie stehen in der entspannten Ausgangsposition und verlagern das Körpergewicht dabei genau zwischen Ihre beiden Füße. Breiten Sie langsam die Arme aus, die Handflächen weisen dabei nach außen. Wenn Sie Ihre Arme bis auf Schulterhöhe angehoben haben, drehen Sie die Handflächen, sodass diese nach unten zeigen. Beide Arme sinken dann ganz langsam und kreuzen sich schließlich vor dem Körper. Die linke Hand hält man dabei vor der rechten, während die Knie sich leicht beugen, bis sie auf der gleichen Linie wie die Fußspitzen bleiben, begleitet von einem tiefen Ausatmen.

→ **Zweiter Schritt:** Sie strecken die Knie nach und nach durch, heben beide Arme langsam und lassen sie dann vor der Brust schwingen. Vor und über dem Kopf trennen sich die Arme, die Handflächen drehen sich nach außen und nach oben, begleitet von einem tiefen Einatmen.

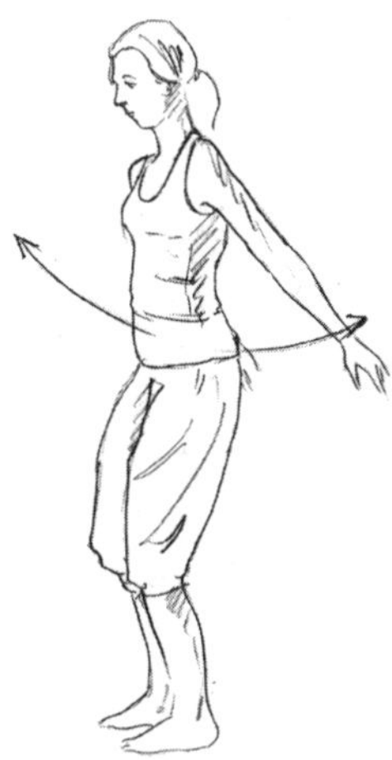

→ **Dritter Schritt:** Beide Arme sinken langsam entlang der beiden Seiten des Körpers, die Handflächen drehen sich allmählich nach unten und nach hinten, während die Knie sich langsam beugen, begleitet von einem tiefen Ausatmen.

Tai-Chi-Übung: Wecke das Qi

Durch diese Übung sammelt der Mensch Energien aus der Natur. Die linke Hand entspricht dabei der Yang-, die rechte Hand der Yin-Energie. Wenn beide Hände von vorne nach hinten zusammenkommen, wird Yin- und Yang-Energie gemischt. Durch diese Übung entsteht eine Verbindung zwischen Mensch und Natur. Gute Energie fließt in den menschlichen Körper hinein, und die verbrauchte, negative Energie verlässt den Körper wieder.

❶ Die Füße stehen parallel in Schulterbreite. Die Fußspitzen sind etwas einwärts gedreht. Das Gewicht ist gleichmäßig auf die Füße verteilt. Die leicht gebeugten Knie sind wie die Fußspitzen ein klein wenig einwärts gerichtet, der Rücken wird gerade gehalten. Die Arme hängen locker, die Handflächen weisen nach hinten.

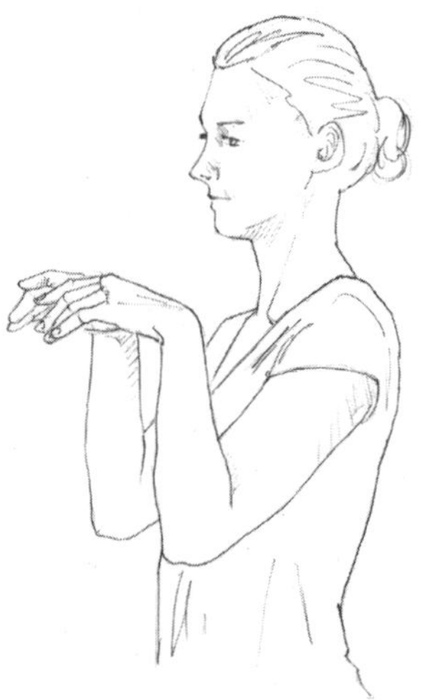

❷ Heben Sie langsam die Arme nach vorne, ohne dabei die Ellenbogen durchzustrecken. Die Hände bleiben dabei locker nach unten hängen.

❸ Sobald die Arme unter der Schulterhöhe angekommen sind, strecken Sie die Hände langsam aus.

❹ Senken Sie die Ellenbogen und ziehen Sie dadurch die Handgelenke in Schulterhöhe zum Körper hin. Die Hände bleiben locker abgeknickt.

❺ Lassen Sie Unterarme und Hände langsam in die Ausgangsposition zurücksinken.

Meditation: Stärkung für das Erd-Element

Erde steht für die Farbe Gelb-Orange und die Festigkeit. Es stärkt die Stoffwechselleistungen und die Verdauung. Ein Erde-Typ ist harmoniebetont, loyal, klar in seinen Aussagen und seinem Denken. Die Erde steht für die Lebensphase des Erwachsenen. Das Geburtsjahr eines Erd-Typen endet immer auf einer Acht oder einer Neun. Die beste Tageszeit für einen Erdemenschen ist der späte Nachmittag. Die entsprechenden Organe sind die Milz und der Magen.

Legen Sie sich entspannt auf den Rücken und schließen Sie Ihre Augen. Reiben Sie Ihre Handflächen aneinander, bis Ihre Hände warm und energiegeladen sind. Legen Sie Ihre energetisierten Hände jetzt nebeneinander in Höhe des Magens auf den Körper. Schließen Sie Ihre Augen und atmen Sie ruhig und tief in Ihrem eigenen Atemrhythmus ein und aus. Bleiben Sie mit Ihrer Aufmerksamkeit noch einen Moment bei Ihrem Atem. Ihr Atem strömt ein und aus... Ihr Atem kommt und geht in Ihrem Rhythmus. Sie atmen ein und aus... Ihr Atem strömt ein und aus... Spüren Sie, wie sich Ihr Bauch und die Brust beim Einatmen heben und beim Ausatmen wieder flacher werden... Mit jedem Einatmen hebt sich der Bauch unter Ihren Händen, mit jedem Ausatmen senkt sich der Bauch unter Ihren Händen. Ihr Atem strömt in den Körper ein und erfüllt den Magen unter Ihren Händen mit einem warmen gelb-oranges Licht. Der Ausatem nimmt Verbrauchtes mit sich mit. Sie atmen warmes gelb-orangen Licht in den Magen und der Ausatem nimmt Altes, Verbrauchtes mit. Mit dem nächsten Einatmen fließt die Energie zusätzlich über Ihre Hände in den Magen. Sie atmen ein, der Bauch hebt sich, Sie atmen aus, der Bauch senkt sich... Stellen Sie sich vor, dass mit jedem Einatmen warmes gelb-oranges Qi in Sie einströmt, zu Ihrem Magen und Ihrer Milz weiterfließt. Der Ausatem nimmt Verbrauchtes und Altes mit und der Bauch senkt sich wieder. Warmes gelb-oranges Licht pulsiert unter Ihren Händen. Mit jedem Einatmen wird das Licht stärker. Sie bleiben noch eine Weile mit Ihrer Aufmerksamkeit dabei, atmen in Ihrem Rhythmus ein und aus, beobachten, wie das warme gelb-goldene Qi immer mehr an Intensität zunimmt, von Atemzug zu Atemzug, und jedes Ausatmen Altes, Verbrauchtes mitnimmt. Stellen Sie sich vor, Sie sitzen im Spätsommer an dem wunderschönsten Platz, den Sie kennen, die Sonne erfüllt die weite Umgebung mit warmem gelb-orangem Licht... Sie riechen frische Erde, genießen in der Wärme des gelb-orangen Spätsommers. Das warme gelb-orange Licht wird von Mal zu Mal kräftiger, pulsierender... Atmen Sie weiter, in Ihrem Tempo, entspannen Sie weiter mit jedem Atemzug, saugen Sie die Atmosphäre an Ihrem wunderschönen Platz auf, der Sie mit neuem Qi und warmem gelb-orangem Licht und satter Kraft erfüllt... Ihr Magen ist von dieser Kraft erfüllt, Ihre Milz..., das warme gelb-goldene Licht erfüllt nach und nach den ganzen Bauchraum..., auch die Bauchmuskeln, die Brustmuskeln, die Muskeln in Armen und Beinen. Ihr Bauch mit allen Organen, Ihre Muskeln und schließlich auch die Mundhöhle sind ganz von dem warmen, belebenden gelb-orangem Qi durchflutet. Ihr Atem kommt und geht... und mit ihm die warme gelb-orange Erd-Energie... Nehmen Sie noch drei Atemzüge, mit jedem Einatmen nehmen Sie warme gelb-orange Erd-Energie auf, mit dem Ausatmen geben Sie Altes, Verbrauchtes ab. Die Erdenergie durchströmt Ihren gesamten Muskeltonus, Ihren Magen, Ihre Milz und Ihren Mund. Nehmen Sie noch drei Atemzüge und machen Sie sich bereit, in den Alltag zurückzukehren: 1... Einatmen...

Ausatmen..., 2... Einatmen... Ausatmen..., 3... Einatmen... Ausatmen. So ist Ihr ganzer Körper von der Kopfhaut bis zum kleinen Zeh maximal mit dem warmen gelb-goldenen Qi erfüllt, und das Erd-Element in Ihrem Körper ist maximal gestärkt.

Machen Sie sich bereit, nun mit Ihrer Aufmerksamkeit in den Alltag zurückzukehren... und atmen Sie dazu noch ein paar Mal tief durch..., öffnen Sie Ihre Augen, strecken Sie Ihre Beine aus, strecken und räkeln Sie sich und strecken Sie Ihre Arme und den Zeigefinger über Ihrem Kopf aus. Die Meditation ist nun beendet. Sie sind mit Ihrer Aufmerksamkeit wieder ganz in der Gegenwart! Legen Sie die Hände zur Seite. Spüren Sie nach.

4. Tag

Frühstück

Blauschimmelcreme auf Weißbrot

Zutaten:

300 g Roquefort (oder ein anderer Blauschimmelkäse)
1 EL Sojasauce
2 EL Crème fraîche (oder saure Sahne)
1 EL Sonnenblumenöl
1 TL Senf oder Senfpulver
2 kleine Schalotten
1 Schälchen Kresse
1 Bund glatte Petersilie
1 TL Paprikapulver
4 Eier
Pfeffer
Weißbrot

Zubereitung:

1. Roquefort in eine Schüssel geben und mit der Gabel zerdrücken.
2. Schalotten pellen, sehr fein würfeln und dazugeben.
3. Von der Kresse die grünen Blättchen abschneiden, in ein Sieb geben, gründlich abspülen, trocken tupfen und hinzufügen. Die Sojasauce darübergießen. Petersilie waschen, trocken tupfen, fein hacken und mit der Crème fraîche dazugeben; mit Paprikapulver bestäuben.
4. Die Eier hart kochen, abschrecken, pellen und die Eigelbe sowie das Sonenblumenöl zu der Masse in der Schüssel geben.
5. Das Ganze mit Pfeffer und Senfpulver oder Senf zu einer glatten Paste verrühren.
6. Das Weißbrot in Scheiben schneiden und kurz im heißen Ofen anrösten. Die Blauschimmelcreme auf die noch warmen Weißbrotscheiben streichen und sofort servieren.

Mittagessen

Rotbarsch mit Paprika-Pilzgemüse und pikanter Sauce

Zutaten:

500 g Rotbarschfilet
1 EL Reiswein
1 rote Paprikaschote
1 fein gehackte Knoblauchzehe
1 TL Stärke
5 EL Hühnerbrühe
1 EL Tomatenmark
1 EL Reisessig
1 TL frische, gehackte Ingwerwurzel
½ Tasse Champignons
1 EL fein gehackte Schalotten
2 EL Sojaöl
je 1 Prise Salz, Zucker und Pfeffer
1 EL dunkle Sojasauce

Zubereitung:

1. Den Fisch waschen und trocken tupfen. Ingwer und Reiswein mischen und den Fisch damit rundum einreiben, 15 Minuten ziehen lassen.
2. Paprika und Pilze putzen und in Streifen schneiden.
3. Hühnerbrühe, Tomatenmark, Sojasauce und Reisessig mischen.
4. In einer Pfanne Öl erhitzen und Knoblauch darin anschwitzen, bis er zu duften beginnt; dann die Schalotten hineingeben und andünsten.
5. Den Fisch einlegen und bei kleiner Hitze zugedeckt 15 bis 20 Minuten schmoren. Nach der Hälfte der Garzeit den Fisch wenden. Herausnehmen und warm stellen.
6. Paprika und Pilze in der Pfanne anbraten, mit der Sauce ablöschen, die Gewürze zugeben und mit der in etwas kaltem Wasser angerührten Stärke binden. Nochmals aufkochen und über den Fisch gießen.

Abendessen

Zwiebelsuppe mit Käsecroutons

Zutaten:

1,5 kg Zwiebeln
2 EL Olivenöl
2 TL Thymianblättchen
2 l kräftige Gemüsebrühe
1 TL Paprikapulver
100 g Parmesan, fein gehobelt
1 Knolle Knoblauch
2 EL Süßrahmbutter
Pfeffer
2 EL Apfelessig
8 Scheiben trockenes Weißbrot
Meersalz

Zubereitung:

1. Zwiebeln pellen, halbieren und in halbe Ringe schneiden. Den Knoblauch pellen und klein hacken. Einen großen Topf aufs Feuer stellen. Das Olivenöl und die Süßrahmbutter hineingeben, Zwiebeln und Knoblauch hinzufügen und unter häufigem Rühren so lange schmoren, bis alles eine schöne braune Farbe angenommen hat.
2. Thymian zugeben, kräftig pfeffern und mit der Gemüsebrühe auffüllen.
3. Apfelessig und Paprikapulver hineingeben und bei geschlossenem Deckel etwa 45 Minuten kochen lassen.
4. Den Ofen auf 140°C vorheizen, die Weißbrotscheiben pfeffern und mit dem frisch gehobelten Parmesan bestreuen; im Ofen backen, bis der Parmesan geschmolzen ist und eine zartbraune Kruste hat.
5. Die Suppe in die Teller gießen und die Weißbrotscheiben darauflegen. Mit Meersalz abschmecken.

Für ein gesundes Verdauungs- und Urogenitalsystem

Innerhalb des Verdauungssystems dominiert das Zang-Organ Milz, das für die Verstoffwechselung von Nahrung und Flüssigkeit sowie für das Blut und die Blutgerinnung zuständig ist. Zusammen mit der Milz bildet das Fu-Organ Magen ein Yin-Yang-Paar. Unterstützt wird die Milz bei ihren Verdauungs- und Transportfunktionen – insbesondere des Gallensafts – durch die Leber. Leber und Milz stehen in einer Wechselbeziehung zueinander, denn die Milz sorgt gleichzeitig dafür, dass die Leber mit genügend Blut versorgt wird. Außerdem ist die Milz auf das wärmende Yang der Nieren angewiesen. Die Nieren wiederum benötigen die Nährstoffe, die durch die Arbeit der Milz erzeugt werden. Kann die Milz dies nicht leisten, wird das Yang der Nieren durch Mangel an Jing-Essenz beeinträchtigt. Zudem spielen bei allen Verdauungsbeschwerden der Seelenzustand, die Ernährung, scharfe Gewürze, Genussgifte sowie klimatische Faktoren wie Kälte, Feuchtigkeit, Hitze und Wind eine wichtige Rolle.

Zuständig für den Wasserhaushalt im Körper sind die Nieren, die die unteren Körperöffnungen und damit auch die Blase kontrollieren. Die Nieren stehen in engen Wechselbeziehungen zu Herz, Lunge, Milz und Leber: zum Herz durch dessen Durchblutungsfunktion der Nieren, zur Lunge durch deren Regulation der Schweißausscheidung auch über den Atem, zur Milz durch deren Absorption des Wassers aus der aufgenommenen Nahrung und zur Leber als seelisch-nervliche Funktionseinheit. Störungen der Nieren entstehen also meistens durch Yang-Schwäche, durch gefühlsmäßige Faktoren wie Unsicherheit, Abhängigkeit, Angst oder Schreckerlebnisse sowie durch äußere Faktoren wie Nässe und Kälte.

Chinesische Arzneimittel: Rezepturen, Heilkräuter und Heilpflanzen

Bananen mit Sesam
Zwei Bananen klein schneiden mit je einem halben Esslöffel Sesamkörnern und Fenchelsamen sowie mit Honig bedecken und darin ziehen lassen. Danach über den Tag verteilt löffelweise essen. Wirksam bei Blähungen.

Walnuss-Dattel-Aufguss
Kombiniert mit 5 g klein gehackten Walnüssen, helfen zwei klein geschnittene Datteln und 1 g frische Ginsengwurzel als Aufguss mit ¼ l Wasser gegen vollen Magen oder Luft im Bauch.

Muskatnuss
Ein Drittel Teelöffel Muskatnuss, direkt vor dem Schlafengehen eingenommen, hilft gegen Durchfall.

Rosenblättertee
Überbrühen Sie 3 g getrocknete Rosenblätter mit einer Tasse kochendem Wasser und lassen Sie den Tee zehn Minuten lang ziehen. Trinken Sie ihn so heiß wie möglich in kleinen Schlucken. Dieser Tee ist sehr wirksam bei Durchfällen, die auf chronischer Gastritis beruhen.

Kartoffelsaft
Mehrere rohe Kartoffeln waschen, klein schneiden und mit Schale in den Entsafter geben. Ein Esslöffel dieses Safts, vor jeder Mahlzeit eingenommen, hilft gegen Magenbeschwerden.

Mandarinen-Reis-Brei
Schälen Sie eine unbehandelte Mandarine und kochen Sie die Schale mit einer Tasse Reis und zwei Tassen Wasser auf. Langsam als Mittags- und Abendmahlzeit genossen, hilft dieser Brei gegen Magenschmerzen.

Walnüsse
Zerkleinern Sie fünf Walnüsse, mischen Sie diese mit 30 g Honig und einem Schnapsglas 70-prozentigem Cognac. Bringen Sie die Mischung mit etwas Wasser zum Kochen. Nach fünf Minuten nehmen Sie sie vom Herd, lassen Sie sie abkühlen und trinken sie vor dem Schlafengehen. Diese Walnuss-Honig-Cognac-Mischung hilft gut gegen Verstopfung.

Feigenmus
Drei frische oder getrocknete Feigen und eine reife Banane mit einem Pürierstab zerkleinern. Zwei Esslöffel Melasse hinzugeben und mit Wasser so weit verdünnen, dass daraus ein cremiger Schaum entsteht. Zweimal täglich eingenommen, wirkt dies gut gegen Verstopfung.

Gurken
Essen Sie rohe Gurken oder mischen Sie ein Drittel Gurkensaft mit zwei Dritteln Möhrensaft und trinken Sie davon täglich ca. 1 l. Empfehlenswert bei Blasenentzündung.

Brennnessel- und Hagebuttentee
Trinken Sie jeden Tag zwei Tassen Brennnessel- und Hagebuttentee im Wechsel. Sie fördern die Harnausscheidung und wirken einer Entzündung entgegen.

Kürbiskerne
Täglich 60 bis 90 g Kürbiskerne stärken die Prostata. Man kann sie einfach so knabbern, unters Müsli mischen oder zum Kochen verwenden.

Weizenkeimöl
Je einen Teelöffel kaltgepresstes Weizenkeimöl regelmäßig nach dem Frühstück und dem Abendessen einnehmen. Weizenkeimöl führt dem Körper Vitamin E zu, das sehr wichtig zur Gesunderhaltung der Prostata ist.

Akupressur und Heilmassage

Bei **Blähungen** empfiehlt sich die Behandlung der folgenden Punkte (siehe S. 61):

→ MP 6 – Sanyinjiao oder Kreuzung der drei Yin-Meridiane: An der Unterschenkelinnenseite, vier Fingerbreit über dem Fußknöchel, hinter dem Schienbein.
→ M 36 – Zusanli oder Drei Meilen am Fuß: Außen am Schienbein, vier Querfinger unterhalb der Kniescheibe.
→ DI 4 – Hegu oder Das geschlossene Tal: Am Ende der Daumenfalte zwischen Zeigefinger und Daumen.
→ LE 3 –Taichong oder Der große Impuls: Zwischen den Enden der Mittelfußknochen der großen und der zweiten Zehe.

Bei **Durchfall** empfiehlt sich die Behandlung der folgenden Punkte (siehe S. 61):

→ MP 6 und M 36: Siehe oben.
→ M 25 – Tianshu oder Himmlischer Drehpunkt: Drei Daumenbreit seitlich vom Bauchnabel gelegen.

→ M 27 – Daju oder Sehr groß: Drei Daumenbreit seitlich zwischen Nabel und Schambein: Drücken Sie M 25 und M 27 jeweils 30 Sekunden lang und pressen Sie diese dabei zwischen Daumen und Zeigefinger; behandeln Sie beide Punkte gleichzeitig mit beiden Händen.

Bei **Magenschmerzen** empfiehlt sich die Behandlung der folgenden Punkte (siehe S. 61):
→ M 25 – Tianshu oder Himmlischer Drehpunkt: Drei Daumenbreit seitlich vom Bauchnabel gelegen.
→ M 27 – Daju oder Sehr groß: Drei Daumenbreit seitlich zwischen Nabel- und Schambein.
→ M 37 – Shangjuxu oder Oberhalb des Großen Erdhügels: Acht Querfinger unterhalb der Kniescheibe, außen an jedem Schienbein.
→ KG 6 – Qihai oder Meer des Qi: Vier Fingerbreit oberhalb des Schambeins, knapp unterhalb des Nabels.
→ KG 10 – Xiawan oder Untere Magengrube: Auf der gedachten Linie zwischen Brustbein und Nabel, drei Fingerbreit oberhalb des Nabels gelegen.

Bei **Sodbrennen** empfiehlt sich die Behandlung der folgenden Punkte (siehe S. 61):
→ PE 6 – Neiguan oder Der innere Pass: Am Ende der Handfalte, vier Querfinger oberhalb in der Mitte der Sehnen.
→ M 36 – Zusanli oder Drei Meilen am Fuß: Außen am Schienbein, vier Querfinger unter der Kniescheibe.

Bei **Verstopfung** empfiehlt sich die Behandlung der folgenden Punkte (siehe S. 61):
→ M 25 und M 27: Siehe die bei Durchfall beschriebene Behandlung.

- → LE 2 – Xingjiang oder In den Zwischenraum gehen: Zwischen dem Ansatz der großen und der zweiten Zehe.
- → N 3 – Taixi oder Großer Bach: An der Fußinnenseite, zwischen dem höchsten Punkt des Fußknöchels und der Achillessehne.
- → LE 3 – Taichong oder Der große Impuls: Zwischen den Enden der Mittelfußknochen der großen und der zweiten Zehe.
- → DI 4 – Hegu oder Das geschlossene Tal: Am Ende der Daumenfalte zwischen Zeigefinger und Daumen.

Bei **Blasenentzündung** empfiehlt sich die Behandlung der folgenden Punkte (siehe S. 61):

- → MP 6 – Sanyinjiao oder Kreuzung der drei Yin-Meridiane: An der Unterschenkelinnenseite, vier Fingerbreit über dem Knöchel.
- → N 3 – Taixi oder Großer Bach: An der Fußinnenseite zwischen dem höchsten Punkt des Knöchels und der Achillessehne.
- → B 60 – Kunlun oder Kunlun-Gebirge: An der Außenseite des Fußes zwischen Knöchel und Achillessehne, an der oberen Kante des Fersengebirges.
- → B 23 – Shenshu oder Transportpunkt zu den Nieren: Zwischen dem zweiten und dem dritten Lendenwirbel auf dem Rücken.
- → KG 3 – Zhongji oder In der Mitte zwischen den Polen: Auf der Verbindungslinie zwischen Schambein und Nabel, knapp über dem Schambeinrand.

Qi-Gong-Übung

Durch die folgende Qi-Gong-Übung wirken Sie langfristig auf Ihr vegetatives Nervensystem ein. So gelingt es Ihnen leichter, sich von schädlichen Ess- und Trinkgewohnheiten zu verabschieden.

- → **Erster Schritt:** Nehmen Sie mit überkreuzten Beinen bequem im Schneidersitz Platz und legen Sie Ihre rechte Hand auf Ihr rechtes Knie, Ihre linke Hand auf das linke Knie.
- → **Zweiter Schritt:** Beugen Sie Ihren Kopf so weit vor, wie es Ihnen möglich ist, ohne dass dabei Beschwerden entstehen.
- → **Dritter Schritt:** Atmen Sie tief durch die Nase ein.
- → **Vierter Schritt:** Drehen Sie jetzt, beginnend mit dem Kopf und dem Hals, den ganzen Körper einmal im Uhrzeigersinn. Atmen Sie bei der Drehung tief aus.
- → **Fünfter Schritt:** Verharren Sie kurz und atmen Sie tief ein.
- → **Sechster Schritt:** Drehen Sie jetzt, beginnend mit dem Kopf und dem Hals, den ganzen Körper entgegen dem Uhrzeigersinn.
- → **Siebter Schritt:** Diese Übung sollten Sie zwanzigmal im Uhrzeigersinn und zwanzigmal entgegengesetzt durchführen, immer abwechselnd einmal nach rechts, einmal nach links.

Meditation: Stärkung des Metall-Elements

Metall steht für die Farbe Grau und die Fähigkeit zur inneren Sammlung. Es stärkt die körperliche und seelische Ausdauer. Ein Metall-Typ ist zielgerichtet, gewissenhaft und schafft Struktur. Das Metall steht für die Lebensqualität der Reife, also die Zeit des Erwachsenen in seiner zweiten Lebenshälfte. Das Geburtsjahr eines Metall-Typen endet immer auf einer Null oder einer Eins. Die beste Tageszeit für einen Metallmenschen ist der frühe Abend. Die entsprechenden Organe sind die Lunge und der Dickdarm.

Legen Sie sich entspannt auf den Rücken und schließen Sie Ihre Augen. Reiben Sie Ihre Handflächen aneinander, bis die Hände warm und energiegeladen sind... Sie reiben die Hände, bis sie warm und voller Energie sind...

Legen Sie nun eine Hand auf Ihren Brustkorb, die andere auf den Unterbauch, schließen Sie Ihre Augen und atmen Sie ruhig und tief in Ihrem eigenen Atemrhythmus ein und aus. Sie spüren Ihre warmen Hände auf dem Brustkorb und Ihrem Unterbauch und spüren, wie sich Ihre Brust und Ihr Bauch mit jedem Einatem hebt und mit jedem Ausatmen senkt. Ihr Atem kommt und geht in Ihrem Rhythmus. Der Bauch und die Brust heben sich und senken sich... Sie atmen ein und aus... Ihr Atem strömt ein, durch Ihre Nase ein und durch den Mund aus... und Ihr Bauch und Ihre Brust heben sich beim Einatmen und werden wieder flacher beim Ausatmen... in rhythmischer Gleichmäßigkeit. Ihr Atem kommt und geht. Ich zähle langsam von 1 bis 10 und bei 10 sind Sie ganz bei sich und von intensivem grauweißem Licht umhüllt und erfüllt. 1... 2... Sie nehmen Ihren Atem wahr, wie er kommt und geht, 3... 4... mit Ihrem Atem strömt grauweißes Licht in Sie ein... 5... Ihr Atem kommt und geht in Ihrem Rhythmus..., 6... das grauweiße Licht strömt mit dem Einatmen in Ihre Nase und in die Lungen ein, 7... das grauweiße Qi wird mit jedem Atemzug leuchtender und intensiver... 8... grauweißes Licht strömt in Ihre Nase ein, weiter zu den Händen und von Ihren warmen, weiß strahlenden Händen in Ihre Lungen und in den Dickdarm, 9... grauweißes Licht erfüllt Ihre Haut, Ihre gesamte Hautoberfläche erstrahlt vor grauweißem Licht, 10... nun sind Sie ganz konzentriert und entspannt zugleich, grauweißes Licht strömt durch Ihre Nase ein, erfüllt Ihre Lungen, Ihren Dickdarm, Ihre Haut. Das grauweiße Qi umhüllt und schützt Sie ganz und gar, erfüllt Ihren ganzen Körper bis in die letzte Zelle. Gehen Sie mit Ihrer inneren Aufmerksamkeit zu einem Tag im Spätherbst und einem für Sie schönen Ort, der zur inneren Einkehr einlädt... ein Tag im Spätherbst..., wenn die Luft schon kühl ist..., die Sonne angenehm wärmt..., die Nebel immer mal wieder über der Landschaft liegen... und manchmal das Licht fahl weißlich wirkt. Es ist die Zeit, in der die Ernte in Feld und Garten eingebracht ist..., die Arbeiten getan sind..., die Natur sich zurückzieht. Ein Wachstumszyklus ist zu Ende. Die Felder sind gepflügt für die nächste Wachstumsperiode – aber erst kommt die Ruhephase. Die Ruhephase zum Sammeln neuer Kräfte. So wie in der Natur ist es auch bei uns Menschen. Auf Phasen des Wachsens, auf Zeiten der Aktivitäten folgen Phasen der Ruhe, der Besinnung, des Sammelns der inneren Kräfte. So auch bei Ihnen. Ein Tag im Spätherbst an Ihrem Platz der inneren Einkehr. Vielleicht neigt sich auch bei Ihnen eine Aktivität, eine Phase, ein Zyklus dem Ende zu...? Und ist es Zeit, innezuhalten?... Dieses weiße Licht an Ihrem Ort der inneren Einkehr hilft Ihnen, sich zu sammeln..., zu besinnen..., zu reflektieren. Wo gilt es hinzusehen? Innehalten..., Blicke zurückwerfen..., die Gegenwart betrachten..., Blicke nach vorne... Pause... Die Pause, die die Natur braucht, um im kommenden Frühjahr mit neuer Kraft aus allen Poren sprießen zu können, brauchen auch wir Menschen. Eine schöpferische Pause. Es ist die Atempause der Natur, so schöpfen auch Sie in dieser

Pause des Zurückschauens, des Nachvorneschauens..., des Genießens..., der Zufriedenheit..., des Sammelns... aus dem grauweißen Licht. Auftanken mit Kraft aus der grauweißen Energie der Ausdauer. Auch im Atemzyklus haben wir die Pause. Dem Ausatmen folgt die Atempause. Das Einatmen kommt dann von ganz alleine... Einatmen..., Ausatmen..., Atempause... Jeder Atemzug besteht aus Einatmen, Ausatmen und Atempause. Ihr Atem strömt dann in Ihren Körper ein, ohne dass Sie etwas dafür tun. Neue Energie, frischer Sauerstoff, grauweißes Qi erfüllen Ihren Körper aufs Neue. Auf Phasen der Aktivität folgt Ruhe, aus der Ruhe folgen Kraft, neue Ideen und Aktivität. Nehmen Sie noch einmal bewusst wahr: Sie sind an Ihrem Platz der inneren Einkehr. Ihr ganzer Körper ist von reinigendem, klarem, grauweißem Qi durchströmt. Ihre Ausscheidungsorgane – die Lungen, der Dickdarm, die Haut – sind bis in die letzte Zelle mit reinigendem, klarem, grauweißem Qi erfüllt, das alles in Fluss bringt und abtransportiert, was nicht mehr benötigt wird. Sie sind von reinigendem, klarem, grauweißem Qi durchströmt und das Metall-Element in Ihrem Körper ist nun maximal gestärkt. Ihr Körper, Ihr Geist und Ihre Seele sind erfüllt von Ruhe und Stärke. Und Sie nehmen nun Ihr Einatmen und Ihr Ausatmen, das ganz in Ihrem Rhythmus fließt, wieder wahr. Sie verabschieden sich von Ihrem Platz der inneren Einkehr und machen sich bereit, mit Ihrer Aufmerksamkeit in den Alltag zurückzukehren. Ich zähle von 10 bis 1. Bei 1 sind Sie wieder hellwach und im Alltag präsent. 10..., 9..., 8. Sie nehmen Ihren Atem wahr, wie er in Ihre Nase einströmt, 7..., 6... Sie nehmen die Unterlage wahr, auf der Sie liegen..., 5... 4..., 3... Sie öffnen Ihre Augen, 2..., 1 und Sie sind hellwach! Ihre Augen sind geöffnet! Sie dehnen und strecken sich und nehmen Ihre Umgebung wahr. Sie sind mit Ihrer Aufmerksamkeit wieder ganz in der Gegenwart! Strecken Sie die Arme und Finger nach oben über den Kopf aus, strecken Sie insbesondere die Zeigfinger. Die Meditation ist nun beendet! Und Sie sind mit Ihrer Aufmerksamkeit wieder ganz in der Gegenwart!

Legen Sie Ihre Hände zur Seite und spüren Sie nach. Wie fühlen Sie sich?

5. Tag

Frühstück

Buchweizengrütze mit Preiselbeeren

Zutaten:

200 g Buchweizen
Pfeffer
1 EL Apfelessig
2 EL Süßrahmbutter
500 ml Gemüsebrühe
1 kleines Glas Preiselbeeren und/oder Mandelblättchen

Zubereitung:

1. Einen Topf auf mittlere Temperatur erhitzen, die Buchweizenkörner einstreuen und unter häufigem Rühren gut 15 Minuten rösten.
2. Die Süßrahmbutter zugeben, nach Geschmack Pfeffer hinzugeben und mit der Gemüsebrühe auffüllen.
3. Den Apfelessig zugeben und zugedeckt in 20 bis 25 Minuten fertiggaren, bis die Körner aufplatzen. Fünf Minuten auf der abgeschalteten Herdplatte ziehen lassen.
4. Die abgetropften Preiselbeeren und/oder Mandelblättchen darüberstreuen und servieren.

Mittagessen

Lauchpfanne mit Tofu

Zutaten:

4 große Stangen Lauch
1 Knollensellerie
2 große Karotten
4 EL Sonnenblumenöl
250 ml Gemüsebrühe
Pfeffer
2 große Zwiebeln
4 große Kartoffeln
400 g Tofu, geräuchert
2 TL Paprikapulver
2 Wacholderbeeren
Meersalz

Zubereitung:

1. Den Lauch halbieren, waschen und in halbe Ringe schneiden. Die Zwieben pellen und klein schneiden. Sellerie, Kartoffeln und Karotten schälen, waschen und würfeln. Tofu würfeln.
2. In einer Pfanne zwei Esslöffel Sonnenblumenöl erhitzen und die Tofuwürfel bei mittlerer Temperatur etwa 20 bis 25 Minuten von allen Seiten knusprig braten. Die Tofuwürfel mit der Schöpfkelle in ein Sieb geben und abtropfen lassen, das überschüssige Fett auffangen.
3. In einem großen Topf das Paprikapulver erhitzen und eine halbe Minute anrösten. Zwei Esslöffel Sonnenblumenöl zugeben. Kartoffelwürfel, Selleriewürfel, Zwiebeln, Karottenwürfel, Gemüsebrühe, Lauch und Wacholderbeeren zugeben und zugedeckt 20 Minuten kochen lassen, bis die Karotten weich sind.
4. Mit den Tofuwürfeln bestreuen, Pfeffer und Meersalz darübergeben und servieren.

Abendessen

Lachssuppe mit Erbsen und Frühlingszwiebeln

Zutaten:

5–6 getrocknete Mu-Erh-Pilze
100 g Lachsfilet
1 TL Sojasauce
1 EL TK-Erbsen
1 Scheibe frischer Ingwer, fein gehackt
1 TL Maisstärke
½ TL Salz
1 EL Sojaöl
½ TL Honig
1 EL Frühlingszwiebeln, fein gehackt
2 zerdrückte Knoblauchzehen

Zubereitung:

1. Pilze eine Stunde lang einweichen, dann klein schneiden; das Lachsfilet in feine Streifen schneiden.
2. Frühlingszwiebeln, Knoblauch, Ingwer und Pilze mit Öl im Wok etwa eine Minute schmoren; das Lachsfilet und die Erbsen hinzufügen und unter Umrühren nochmals eine halbe Minute schmoren.
3. Sojasauce, Salz und Honig darunterrühren.
4. Die Suppe mit Maisstärke abbinden.

Für einen fitten Bewegungsapparat

Neben Verletzungen durch Verrenken, Brüche oder Zerrungen von Gliedmaßen sowie durch Unfälle oder Gewaltanwendung verursachen laut der TCM auch die klimatischen Faktoren Wind, Kälte und Nässe Beschwerden des Bewegungsapparats. Sobald das Qi blockiert ist, kann sich dies auf einer Leitbahn in Verspannungen und Schmerzen äußern. Rheumatische Beschwerden entstehen aus chinesischer Sicht immer durch die Einwirkung von Wind und Nässe. Auch seelische Ursachen können zu Beschwerden des Bewegungsapparats führen. Sie wirken über die Organe sowie ihre zugehörigen Meridiane und können so in weiter entfernte Bereiche des Körpers ausstrahlen.

Chinesische Arzneimittel: Rezepturen, Heilkräuter und Heilpflanzen

Selleriesaft
Täglich 100 ml Selleriesaft helfen dabei, Ablagerungen aus den Gelenken zu lösen und sie über die Nieren auszuscheiden.

Knochenmehl
Ein bis zwei Teelöffel Knochenmehl in einen Saft geben und morgens nach dem Aufstehen ein Glas davon trinken. Wichtig für den Aufbau des Knochengewebes.

Weizenschrotpackung gegen Arthritis
Kochen Sie Weizenschrot zu gleichen Teilen in einem Wasser-Essig-Gemisch und streichen Sie den heißen Brei fingerdick

auf ein sauberes Leinentuch. Legen Sie dieses sofort auf die schmerzende Stelle, wickeln Sie darüber noch ein trockenes Baumwolltuch und einen warmen Schal und lassen Sie die Packung zwei Stunden lang einwirken. Die Wärme hilft, die Gefäße zu erweitern und damit die Durchblutung zu fördern. Zudem können so gezielt Schmerzen an ganz bestimmten Regionen rasch und ohne Nebenwirkungen gelindert werden.

Vorsicht: Wärmebehandlungen sind nicht bei allen Formen von Arthritis angezeigt. Enzündliche Prozesse können dadurch sogar verschlimmert werden, weshalb Sie im Zweifelsfall immer einen Arzt konsultieren sollten.

Nahrungsumstellung bei Arthrose

Wer an Arthrose leidet, hat einen erhöhten Bedarf an Kalzium, Vitamin E und den Vitaminen der B-Gruppe. Grundsätzlich empfiehlt sich eine Ernährungsumstellung auf eine weitgehend salzarme vegetarische Vollwertkost mit viel Salat und kurz gedünstetem Gemüse. Salz kann gut durch frische Kräuer wie beispielsweise Petersilie ersetzt werden. Saure Früchte wie Orangen, Zitronen und Grapefruits sowie Kaffee und Alkohol sollten ganz vom Speiseplan gestrichen werden.

Möhren-, Rote-Bete- und Gurkensaft

Der Saft dieser Gemüsearten löst Harnsäurekristalle in den Gelenken, stellt das pH-Gleichgewicht im Blut wieder her und wirkt so gegen Gicht.

Heilkräuter bei Tennisellenbogen oder Sehnenscheidenentzündung

Schmerzlindernd und heilend wirken äußerlich angewendet Umschläge, Bäder und Salben mit Arnika, Beinwell und Hamamelis.

Heilende Nahrungsmittel bei Osteoporose

Tintenfisch

Frisch ebenso wie getrocknet, zählt Tintenfisch in Asien zu den beliebtesten Fischgerichten. Er enthält viel Eiweiß, Phosphor und Kalzium, was sich positiv auf den Knochenaufbau und -erhalt auswirkt.

Rezeptvorschlag: Braten Sie 300 g Tintenfisch mit 50 g Chinapilzen, 50 g Bambus und 30 g Sojabohnen in Sonnenblumenöl im Wok kurz durch.

Zitronenwasser

Sie geben den Saft von einer Zitrone in einen Becher warmes Wasser und trinken diesen vier- bis fünfmal täglich. Zitrone hilft dabei, Harnsäurekristalle aufzulösen und auszuscheiden.

Dillsamen

Pulverisieren Sie 6 g Dillsamen im Mörser, mischen Sie das Pulver mit etwas trockenem Weißwein und nehmen Sie dies täglich einmal ein. Sehr wirksam bei akuten Rückenbeschwerden.

Heilkräuter

Kampfer- und Melissenöl wirken lokal entspannend. Auch Umschläge mit Beinwellsalbe (erhältlich in der Apotheke) sind sehr wirksam.

Akupressur und Heilmassage

Bei **Arthritis** und **Arthrose** empfiehlt sich die Behandlung der folgenden Punkte (siehe S. 61):

- B 40 – Weizhong oder Mitten in der Biegung: Dieser Punkt liegt in der Mitte der Kniekehle und sollte besonders bei Kniebeschwerden gestärkt werden.
- MP 9 – Yinlingquan oder Quelle am Yin-Grabhügel: Dieser Punkt liegt in der Vertiefung, in der das Schienbein in das Knie übergeht, zwischen Wadenbein und Wadenmuskel. Er sollte ebenfalls bei Kniebeschwerden stimuliert werden.
- N 3 – Taixi oder Großer Bach: An der Fußinnenseite zwischen dem höchsten Punkt des Knöchels und der Achillessehne liegt dieser Punkt, der bei Beschwerden am Fußknöchel stimuliert werden sollte.

Bei **Hexenschuss bzw. Ischiasbeschwerden** empfiehlt sich die Behandlung der folgenden Punkte (siehe S. 61):

- B 22 und 23 – Sanjiaoshu oder Transportpunkt zum Dreifachen Erwärmer und Shenshu oder Transportpunkt zu den Nieren: Diese Punkte finden Sie am Rücken zwischen dem ersten und dem zweiten sowie dem zweiten und dem dritten Lendenwirbel.
- B 30 – Baihuanshu oder Transportpunkt am weißen Ring: Knapp neben dem Kreuzbein.
- B 31 – Shangliao oder Der obere Knochenspalt: In der Kuhle, die das Kreuzbein oberhalb des Gesäßes bildet.
- B 32 – Ciliao oder Der zweite Knochenspalt: Einen Daumenbreit unter B 31.
- B 33 – Zhongliao oder Der mittlere Knochenspalt: Zwei Daumenbreit unter B 31.

- B 34 – Xialiao oder Der untere Knochenspalt: Drei Daumenbreit unter B 31.
- B 35 – Huiyang oder Das vereinigte Yang: Neben dem Steißbein liegt dieser Stärkungspunkt.
- B 36 – Chengfu oder Unterstützung: In der Mitte der Pobackenfalte.
- Fußreflexzonenmassage: Bei Rücken- und Kreuzbeschwerden kann auch die Massage der folgenden Fußreflexzonen Erleichterung schaffen: der Ischiaspunkt, der auf der rechten Seite der Fußverse liegt; der Nierenpunkt, der auf beiden Fußsohlen, vier Querfinger unterhalb des Fußballens in der Mitte liegt; außerdem der Kleinhirnpunkt, der auf beiden Seiten der Großzehenspitze liegt.

Bei **Nackenverspannungen** empfiehlt sich die Behandlung der folgenden Punkte (siehe S. 61):

- B 10 – Tianzhu oder Himmelssäule: Unterhalb der Schädelbasis, etwa zwei Daumenbreit seitlich von dem Punkt, an dem der Schädel unmittelbar an die Wirbelsäule anschließt.
- G 20 – Fengchi oder Windteich: Am Ansatz der Nackenmuskeln am unteren Hirnhauptrand.
- G 21 – Jiangjing oder Schulterbrunnen: In der Mitte zwischen dem ersten Brustwirbel und den beiden Schultern.

Bei **rheumatischen Beschwerden** empfiehlt sich die Behandlung der folgenden Punkte (siehe S. 61):

- 3 E 5 – Waiguan oder Der äußere Pass: Oberhalb des Handrückens, zwei Daumenbreit von der Handgelenksfalte in Richtung Ellenbogen, liegt dieser Stärkungspunkt für Schultern und Ellenbogen.
- DI 4 – Hegu oder Das geschlossene Tal: Pressen Sie Ihren Daumen an Ihren Zeigefinger – auf der hierbei entstehen-

den Muskelwölbung liegt DI 4, der sehr wirksam bei Schulter- und Ellenbogenschmerzen ist.

- DI 14 – Binao oder Der Oberarm: An der Außenseite des Oberarms, am Rand des Deltamuskels.
- DI 15 – Jianyiu oder Das Schulterschlüsselbein: Seitlich am Schulterende.
- G 20 – Fengchi oder Windteich: Am Hinterkopf befindet sich in der Nähe des Ohrläppchens ein Knochenvorsprung. Von hier aus tasten Sie sich in die Mitte und finden dort eine kleine Vertiefung. Drücken Sie beide Punkte mit beiden Daumen etwa eine Minute lang.
- G 30 – Huantiao oder Der Kreis zum Springen: Hinter dem Hüftkopf am Gesäßmuskel liegt dieser Punkt, der bei Hüftbeschwerden stimuliert werden sollte.
- B 40 – Weizhong oder Mitten in der Biegung: Bei Kniebeschwerden drücken Sie den Punkt an der Beinhinterseite, in der Mitte der Kniekehle.

Qi-Gong-Übung: Harmonie für Yin und Yang

Am besten führen Sie diese Übung täglich durch, idealerweise vor dem Schlafengehen. Ihre Abwehr wird dadurch gestärkt und Sie finden zu innerer Ausgeglichenheit.

- **Erster Schritt:** Setzen Sie sich im Schneidersitz auf den Boden. Ihre rechte und Ihre linke Hand ruhen auf dem jeweiligen Knie. Der Daumen hat dabei mit dem Mittelfinger Kontakt.
- **Zweiter Schritt:** Schließen Sie Ihre Augen und denken Sie an den Punkt, der drei Querfinger unterhalb Ihres Bauchnabels liegt.

- **Dritter Schritt:** Atmen Sie langsam und tief durch die Nase ein und denken Sie sich diesen Punkt als eine große Sonne, die Energie und Wärme in den ganzen Körper ausstrahlt. Stellen Sie sich vor, dass Sie aus dieser Sonne für Ihren ganzen Körper Energie saugen. Diese Energie wird vom Kopf bis zu den Füßen durch den gesamten Körper verteilt. Je langsamer Sie ein- und ausatmen, desto besser funktioniert dies. Führen Sie diese Übung des Energiegewinnens während des Ein- und Ausatmens dreißigmal hintereinander aus.
- **Vierter Schritt:** Legen Sie Ihre Hände dann wie zum Gebet zusammen vor die Brust, öffnen Sie die Handinnenflächen, sodass diese zum Gesicht zeigen. Schauen Sie dabei auf die Spitzen Ihrer beiden Mittelfinger. Atmen Sie wieder langsam und tief mit dem Ton „Oooon" ein. Dann atmen Sie ebenso langsam mit dem Ton „Maaa" aus. Zuletzt atmen Sie mit dem Ton „Hooon" ein und aus.
- **Fünfter Schritt:** Reiben Sie jetzt Ihre Handflächen möglichst schnell aneinander und tun Sie so, als ob Sie sich mit ihnen das Gesicht waschen würden.

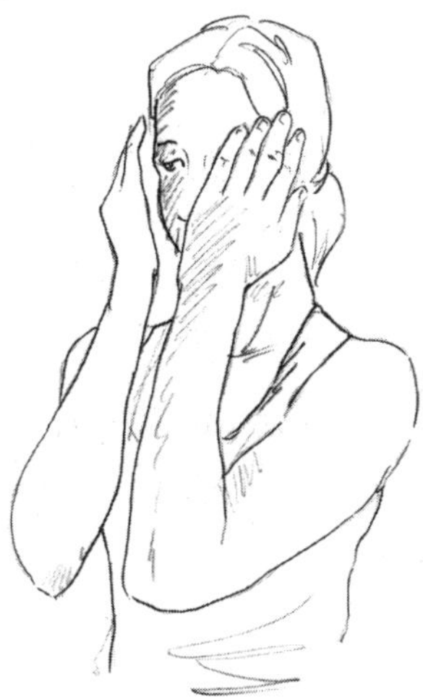

Tai-Chi-Übung: Den Himmel halten

Diese Übung stärkt vor allem die Sehnen. Außerdem sammelt der Mensch Yang-Energien, die durch die rechte und die linke Hand vom Himmel in die Körpermeridiane einfließen.

❶ Stellen Sie die Füße parallel, aber enger als schulterbreit. Das Gewicht ist gleichmäßig auf beide Füße verteilt. Der Rücken wird gerade gehalten, die Arme hängen locker.
❷ Falten Sie die Hände vor dem Unterbauch. Die Handflächen zeigen dabei nach oben.
❸ Heben Sie langsam die Arme. Drehen Sie die gefalteten Hände dabei so, dass die Handflächen nach außen zeigen.
❹ Sobald die Arme über dem Kopf fast gestreckt sind, weisen die Handflächen wieder nach oben.
❺ Halten Sie diese Stellung für einige Atemzüge. Die Schultern bleiben dabei unten!
❻ Senken Sie die gefalteten Hände ein wenig über dem Kopf.
❼ Führen Sie dann die Arme mit abgewinkelten Händen in großem Bogen seitwärts. In Schulterhöhe werden die Hände gerade.

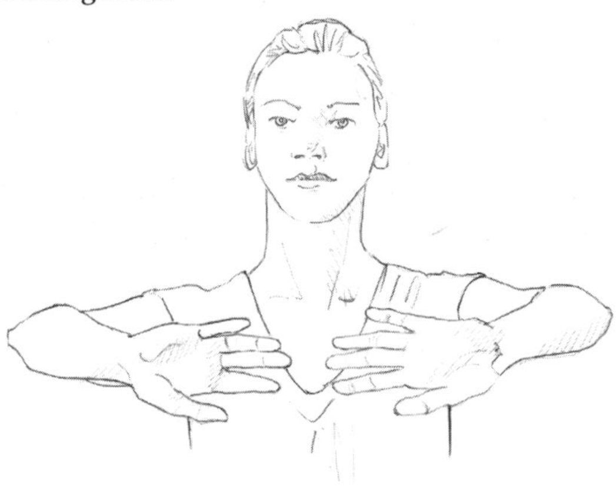

Meditation: Stärkung für das Wasser-Element

Wasser steht für die Farben Schwarz und Blau. Es stärkt die innere Reinigungsfähigkeit des Körpers, die Qualität der Erholung und fördert unser spirituelles Wachstum. Der Wasser-Typ ruht in sich und ist gelassen und heiter. Das Wasser steht für die Lebensweisheit, die im Alter ihren Höhepunkt erreichen kann. Das Geburtsjahr des Wasser-Typen endet immer auf einer Zwei oder Drei. Die beste Tageszeit für einen Wassermenschen ist der spätere Abend oder frühe Morgen. Die zugehörigen Organe sind Nieren und Blase.

Legen Sie sich entspannt auf den Rücken und schließen Sie Ihre Augen. Reiben Sie Ihre Handflächen aneinander, bis die Hände warm und energiegeladen sind..., Sie reiben die Hände, bis sie warm und energiegeladen sind....

Legen Sie nun Ihre warme linke Hand und die rechte Hand über die Blase, also direkt oberhalb des Schambeins. Schließen Sie Ihre Augen und atmen Sie ruhig und tief in Ihrem eigenen Atemrhythmus ein und aus. Bleiben Sie mit Ihrer Aufmerksamkeit noch bei Ihrem Atem. Ihr Atem kommt und geht in Ihrem Rhythmus. Sie atmen ein und aus... Ihr Atem strömt ein und aus... Spüren Sie, wie sich Ihr Bauch beim Einatmen hebt und beim Ausatmen wieder flacher wird... Ihr Atem kommt und geht, wie Wellen an einem Strand... kommen und gehen... die Wellen kommen und gehen ganz sanft... wie Ihr Atem kommt und geht... ganz sanft und stetig. Sanft spülen die Wellen an den Strand, sanft und stetig zieht sich das Wasser wieder in den großen Ozean zurück, um sich zu erneuern und mit der nächsten Welle wieder frische blaue Wasserkraft mitzubringen. Sanft wie die Welle fließt mit jedem Einatmen klare frische blaue

Energie in Sie ein, jedes Ausatmen nimmt Altes und Verbrauchtes mit... Dieser Qi-Fluss ist blau, ein wunderschönes klares Wasserblau strömt in Ihren Körper ein, fließt weiter über Ihre Hände in den Körper. Auch der Atem, der über die Nase einströmt, färbt und verwandelt sich in blaues Qi. Das frische reine Wasserblau fließt durch die Luftröhre in die Lungen und weiter in den Bauch, in die Nieren und in die Blase unter Ihren Händen. So wie Wasser in der Natur reinigt, so reinigt der sanfte stetige Fluss des reinen klaren blauen Qis Ihren Körper. Nach und nach erfüllt dieser reine blaue Qi-Fluss Ihre rechte Niere..., die linke Niere... und Ihre Blase..., die Organe, die für die Reinigung des Körpers so wichtig sind. Ein sanfter blauer Fluss durchströmt Ihren Körper und verstärkt sich mit jedem Atemzug. Stellen Sie sich vor, Sie sind an Ihrem Lieblingswasser – vielleicht ist es ein Fluss, ein Bach, ein See, am Meer, ein Wasserfall, ein realer Platz oder ein Fantasieplatz – auf jeden Fall Ihr Lieblingsplatz am Wasser. Sie hören das Wasser..., Sie riechen das Wasser, Sie sehen die vielen schillernden Blautöne dieses reinen klaren Wassers... So wie Sie blaues Qi einatmen, atmen Sie auch dieses reine Wasser mit seinen vielen schillernden Blautönen ein und so durchströmt es die rechte und linke Niere, die Blase und jeden einzelnen Knochen. Wirbel für Wirbel wird durchströmt, die Beckenknochen und Rippen, das Brustbein, die Oberarm- und Unterarmknochen bis in die Fingerknöchelchen, die Oberschenkel- und Unterschenkelknochen bis in die Fuß- und Zehenknochen und Ihr ganzer Schädel bis zur Nasenspitze werden von dem klaren, blauen Wasserfluss erhellt. Ihr Wasser schenkt Ihnen die reinigende Kraft für Körper, Geist und Seele... Sie hören die Töne des Wassers... Glucksen, Strömen, Fließen, Plätschern... jenseits dieser Geräusche... was hat Ihnen Ihr Wasser zu sagen... Ihre Ohren lauschen, hat das klare reinigende blaue Wasser eine Botschaft für Sie?... Ihre Ohren und Ihre Seele sind offen für die Botschaft... lauschen... fließen... und strömen mit dem weiten, weisen Fluss des Universums... Lauschen – strömen... im klaren reinigenden blauen Fluss des Lebens und des Universums... Sie hören die Geräusche des Wassers – Glucksen, Plätschern, Fließen, Strömen... Sie sehen die schillernden klaren reinen Blautöne... Ihr ganzer Körper wird durchströmt von diesem reinigenden Blau... Ihr ganzes Skelett, die rechte Niere, die linke Niere, die Blase... Sie atmen klares reinigendes Qi ein... jeder Atemzug bringt neue Klarheit und Reinheit in Körper, Geist und Seele. Betrachten Sie noch einmal ganz bewusst Ihr Wasser, diesen Platz, der Sie so erquickt und mit reinigendem Qi erfüllt hat. Danken Sie diesem Wasser und dem Universum... ja, wofür können Sie danken...? Verabschieden Sie sich von Ihrem Platz am Wasser, Sie wissen nun auch, dass Sie immer, wenn es Ihnen beliebt, hierher zurückkehren können, an diesen kraftvollen, universellen Ort der Reinigung und Weisheit. Sie spüren Ihr Einatmen und Ihr Ausatmen.... Nehmen Sie noch einmal bewusst wahr, wie Ihr ganzer Körper, Ihr Skelett, Ihre Nieren, Ihre Blase bis in die letzte Zelle mit reinigendem klaren blauen Qi durchströmt ist und das Wasser-Element in Ihrem Körper nun maximal gestärkt ist. Ihr Körper, Ihr Geist und Ihre Seele fühlen sich gestärkt und erholt. Nehmen Sie nun Ihr Einatmen und Ihr Ausatmen wahr, die ganz in Ihrem Rhythmus fließen, und machen Sie sich bereit, um mit Ihrer Aufmerksamkeit in den Alltag zurückzukehren. Ich zähle von 1 bis 10, und bei 10 sind Sie wieder hellwach und mit Ihrer Aufmerksamkeit wieder ganz in der Gegenwart: 1..., 2..., 3 und Sie nehmen Ihren Atem wahr 4..., 5..., 6..., 7 und Sie öffnen Ihre Augen, 8... 9 und 10!

Sie sind hellwach! Ihre Augen sind geöffnet! Sie dehnen und strecken sich und nehmen Ihre Umgebung wahr... Strecken Sie die Arme und Finger nach oben aus. Die Meditation ist nun beendet! Und Sie sind mit Ihrer Aufmerksamkeit wieder ganz in der Gegenwart!

Legen Sie Ihre Hände zur Seite und spüren Sie nach. Wie fühlen Sie sich?

6. Tag

Frühstück

Gerstenrisotto mit Aprikosenkompott

(als warmes Frühstück oder nährende Zwischenmahlzeit)

Zutaten:

2 EL Sonnenblumenöl
1 Prise Chilipulver
1 EL Apfelessig
1 EL Rohrzucker
1 EL Sesamkörner, geschält
1 EL Apfelessig
4 EL Sahne
200 g Gerste
600 ml Gemüsebrühe
500 g Aprikosen
1 Sternanis
150 ml Wasser
2 Wacholderbeeren

Zubereitung:

❶ Einen Topf auf mittlere Temperatur erhitzen, Sonnenblumenöl eingießen und die ausgelesenen Gerstenkörner dazugeben. 15 Minuten unter ständigem Rühren rösten. Chilipulver darüberstäuben und mit der Gemüsebrühe auffüllen. Apfelessig zugeben und zugedeckt in etwa 30 Minuten fertiggaren.

❷ Die Aprikosen waschen, vierteln, entkernen und mit Rohrzucker bestäuben. Sternanis, Sesamkörner, Wasser und Apfelessig dazugeben und in einen Topf füllen. Auf den Herd stellen.

❸ Wacholderbeeren dazugeben und fünf Minuten köcheln lassen. Über die Gerste geben und nach Belieben mit Sahne verfeinern.

Mittagessen

Kross gebratener Saibling

Zutaten:

4 Saiblingfilets
Pfeffer
200 ml Weißwein
1 Wacholderbeere
Currypulver
1 EL Süßrahmbutter
Meersalz
1 Bund glatte Petersilie
3 EL süße Sahne

Zubereitung:

❶ Filets halbieren. Pfanne erwärmen, Butter hineingeben und pfeffern. Den Fisch mit der Haut nach unten braten. Er ist gar, wenn oben noch ein glasiger Strich sichtbar ist. Herausnehmen, salzen und im Ofen warm halten.
❷ Den Bratensatz mit Weißwein ablöschen. Die Petersilie klein schneiden und mit der Wacholderbeere dazugeben.
❸ Sahne angießen, mit Currypulver bestäuben und salzen.
❹ Die Soße auf die Teller verteilen und die Filets mit der Haut nach oben darauflegen, servieren.

Abendessen

Hähnchen-Mais-Suppe mit Koriander

Zutaten:

50 g Hähnchenfleisch
2 El Sojaöl
1 Prise Salz
1 TL helle Sojasauce
200 g Mais (Dose)
Pfeffer
1 EL gehackte Korianderblätter
1 EL Reiswein
Pfeffer
1 Ei
6 Tassen Hühnerbrühe
1 Prise Salz
½ TL Sesamöl

Zubereitung:

1. Hühnerfleisch in Streifen schneiden und mit dem Reiswein vermischen. In einer Pfanne das Öl erhitzen und das Fleisch in einer Minute unter Rühren braun braten. Mit Pfeffer und Salz würzen und warm stellen.
2. In einer Schüssel das Ei verquirlen und mit der Sojasauce vermischen. Hühnerbrühe aufkochen und die Eimischung einrühren. Mais und Hühnerfleisch zugeben.
3. Die Suppe abschmecken und nochmals aufkochen. Sesamöl darüberträufeln und mit Koriander bestreut servieren.

Für ein schönes Hautbild

An der Haut erkennt ein chinesischer Arzt sehr schnell, wie es um das Befinden eines Patienten bestellt ist. Ihr Aussehen gibt Aufschluss über den Fluss des Qi und den des Bluts. An der Haut zeigen sich die Störungen bestimmter Meridiane, die allgemeine Stoffwechsellage, aber auch wie es um die seelische Verfassung eines Menschen bestellt ist.

Chinesische Arzneimittel: Rezepturen, Heilkräuter und Heilpflanzen

Mungbohnenpackung

Verarbeiten Sie einige Mungbohnen im Mörser zu Pulver und verrühren Sie sie mit etwas warmem Wasser zu einer streichfähigen Paste. Tragen Sie diese abends vor dem Schlafengehen auf das gereinigte Gesicht auf. Die Mungbohnen entziehen der Gesichtshaut das überschüssige Fett, das für die Entzündungen der Poren mitverantwortlich ist. Wirksam sowohl bei Akne wie auch bei Furunkeln.

Ringelblumengesichtswasser

Dieses Gesichtswasser ist geeignet nach der normalen Reinigung der Haut. Verrühren Sie dazu einen Teelöffel Ringelblumentinktur (erhältlich in der Apotheke) in ein Glas Wasser und betupfen Sie Ihre Haut mit einem in diesem Gesichtswasser getränkten Wattebausch.

Thymianabkochung

16 g getrockneten Feldthymian und 30 g getrockneten Löwenzahn mit etwas Wasser aufkochen, Blätter und Kraut abseihen und die betroffenen Stellen mit einem Wattebausch oder

einem sauberen mit der Abkochung getränkten Tuch betupfen. Wirksam bei Ekzemen.

Salbeifußbad
Ein Salbeifußbad ist empfehlenswert bei Fußpilz. Nehmen Sie täglich ein warmes Fußbad (zehn Minuten Badedauer bei ca. 35 bis 40°C) mit 30 g Salbei und zwei Teelöffeln Apfelessig. Trocknen Sie anschließend Ihre Füße gut ab und laufen Sie eine Weile barfuß.

Brennnesseltee
Täglich ca. drei Tassen Brennnesseltee (ein Esslöffel getrocknete Brennnesseln auf ¼ l Wasser) helfen Ihnen dabei, zu entschlacken, und wirken gut gegen Kopfhautjucken und Schuppenbildung.

Mandelölpackung
Verbessert die Haarstruktur und die Beschaffenheit der Kopfhaut und ist wirksam gegen Haarausfall. Erwärmen Sie je nach Haarlänge zwei bis vier Esslöffel süßes Mandelöl und massieren Sie es sanft in die Kopfhaut und bis in die Haarspitzen ein. Lassen Sie die Packung mindestens eine Stunde lang, besser die ganze Nacht über einwirken und waschen Sie das Mandelöl anschließend mit einem milden Shampoo gründlich aus.

Virushemmende Öle
Bei Herpes simplex empfiehlt es sich, mehrmals täglich Wacholder- oder Zimtöl auf die betreffenden Stellen aufzutragen. Beide Öle haben eine virushemmende Wirkung. Wacholder- oder Zimtöl erhalten Sie in der Apotheke.

Zwiebelauflage
Sehr empfehlenswert bei Insektenstichen. Schneiden Sie eine Zwiebel auf und legen Sie diese mit der Schnittstelle auf den Stich. Der Zwiebelsaft bringt die Schwellung zum Abklingen, wodurch sich auch ein Bienenstachel leichter entfernen lässt.

Knoblauchessig
Ebenfalls hilfreich bei Insektenstichen ist Knoblauchessig. Vermischen Sie dazu eine ausgepresste Knoblauchzehe mit einem Teelöffel Essig und tragen Sie diese Paste mehrmals täglich auf den Stich auf.

Aloe Vera
Bei Sonnenbrand empfiehlt es sich, mehrmals täglich Aloe-Vera-Saft auf die betroffenen Stellen aufzutragen. Er kühlt und hilft bei der Regeneration der Hautzellen. Eine Alternative zu Aloe-Vera-Saft ist Aloe-Vera-Gel, das Sie in der Apotheke erhalten.

Akupressur und Heilmassage

Bei **Akne** empfiehlt sich die Behandlung der folgenden Punkte (siehe S. 61) (wobei die betroffenen Stellen natürlich nicht akupressiert werden sollten):

- LG 14 – Dazhui oder Großer Wirbel: Unterhalb des Dornfortsatzes des siebten Halswirbels am Rücken.
- MP 6 – Sanyinjiao oder Kreuzung der drei Yin-Meridiane: An der inneren Seite des Unterschenkels, vier Querfinger oberhalb des Knöchels.

Bei **Fußpilz** empfiehlt sich die Behandlung der folgenden Punkte (siehe S. 61):

- M 44 – Neiting oder Die innere Halle: Einen halben Fingerbreit oberhalb des Schwimmhautrands zwischen der zweiten und der dritten Zehe.
- DÜ 8 – Jinsuo oder Der Muskel zieht sich zusammen: Bei gebeugtem Ellenbogen liegt dieser Punkt auf der Innenseite am Ende der Falte.
- MP 3 – Taibai oder Höchstes Weiß: In der Mitte der Innenseite des Fußes.

Bei **Haarausfall** empfiehlt sich die Behandlung der folgenden Punkte (siehe S. 61):

- N 1 – Yongquan oder Die sprudelnde Quelle: In der Mitte der Fußsohle.
- N 3 – Taixi oder Großer Bach: Zwischen Innenknöchel und Achillessehne.
- N 16 – Huangshu oder Transport zu den edlen Organen: Einen Querfinger seitlich des Nabels.
- Ebenso hilfreich ist diese Kopfhautmassage: Klopfen Sie Ihre Kopfhaut etwa hundertmal sanft mit den Fingerkuppen ab und massieren Sie sie dann, indem Sie die Haut mit den Fingerspitzen etwa fünfzigmal leicht verschieben. Ziehen Sie abschließend leicht und möglichst kurz an Ihren Haaren, insgesamt etwa dreißigmal. Führen Sie diese Massage am besten täglich oder nach dem Haarewaschen durch.

Bei **Herpes** empfiehlt sich die Behandlung der folgenden Punkte (siehe S. 61):

- LG 20 – Baihui oder Hundert Zusammenkünfte: Oben auf dem Scheitelpunkt in der Mitte der Schädeldecke.

- 3 E 5 – Waiguan oder Der äußere Pass: Drei Querfinger von der Handgelenksfalte entfernt.
- M 44 – Neiting oder Die innere Halle: Einen halben Fingerbreit oberhalb des Schwimmhautrands zwischen der zweiten und der dritten Zehe.

Bei **Neurodermitis** empfiehlt sich die Behandlung der folgenden Punkte (siehe S. 61):

- LE 8 – Ququan oder Die gebogene Quelle: Diesen Punkt finden Sie, wenn Sie das Knie anwinkeln, am Faltenende an der Innenseite des Knies.
- DI 5 – Yangxi oder Yang-Gebirgsbach: Biegen Sie Ihre Hand nach oben ab und suchen Sie den Punkt an der Daumenseite am Ende der Handgelenksfaltenlinie.
- M 36 – Zusanli oder Drei Meilen am Fuß: Vier Fingerbreit unterhalb der Kniescheibe auf der Außenseite.
- M 40 – Fenglong oder Aufblühend: In der Mitte des Schienbeins auf der Außenseite.

Qi-Gong-Übung

Bei Beschwerden der Haut kann Qi Gong nur bedingt Abhilfe schaffen. Die folgende Übung kann jedoch für Linderung sorgen:

- **Erster Schritt:** Nehmen Sie die Qi-Gong-Ausgangsstellung ein oder setzen Sie sich aufrecht auf einen Stuhl.
- **Zweiter Schritt:** Halten Sie Ihre beiden Hände unterhalb des Bauchnabels. Beide Daumen haben Kontakt zueinander. Die linke Hand ruht dabei in der rechten. Denken Sie: „Ich bin ganz ruhig."

→ **Dritter Schritt:** Sprechen Sie das Wort „San" (chin. für „löschen").

Führen Sie diese Meditationsübung eine Viertelstunde lang durch. Reiben Sie danach Ihre Handflächen aneinander und legen Sie diese auf die betroffenen Hautpartien.

Die Herzmeditation

Hintergründe

Die Herzmeditation war traditionell eine spirituelle Technik, die nur durch mündliche Überlieferung weitergegeben wurde und von den chinesischen Schamanen geheim gehalten wurde. Diese Art der Meditation erweckt insbesondere die eigene Liebesfähigkeit und die Fähigkeit, loslassen zu können. Diese Meditationsform stärkt die Fähigkeit, seelisch, geistig oder spirituell miteinander zu verschmelzen und dem Liebesobjekt gleichzeitig die Freiheit zu geben, es nicht zu vereinnahmen oder in Besitz zu nehmen – und es nur zu lieben. Nach einer gewissen Übungszeit werden Sie erleben, wie sich Energie in Ihr Herz ergießt und von hier aus in alle Körperteile lenken lässt. So können Sie die Herzmeditation auch jederzeit für eine Heilbehandlung einsetzen.

Das Herz spielt in unserem System eine ganz besondere Rolle. In der Traditionellen Chinesischen Medizin ist das Herz das *Tor zur Seele*. Es hat die lebensnotwendige Aufgabe, den Blutkreislauf in Gang zu halten. Anderseits empfinden wir mit dem Herzen Liebe und Freude. Ist das Herz gut mit Qi durchströmt, sind wir liebesfähig und offen dafür, das Schöne im Leben zu fühlen. Wir spüren Liebe, Glück, Mitgefühl,

Toleranz, Geborgenheit, Fürsorge, Dankbarkeit, Freude und andere auf dem Gefühl der Liebe basierende Empfindungen. Und nur über ein offenes, liebesfähiges Herz bekommen wir Zugang zu echter Spiritualität. So ist das Herz die Verbindung zwischen dem Körper und der Seele. Ein mit Qi und Liebe erfülltes Herz ermöglicht es, mit uns selbst und anderen wohlwollend umzugehen, Schwächen und Herausforderungen liebevoll anzunehmen und unsere innere Harmonie zu stärken. Alles Schöne im Leben – nur durch ein offenes Herz können wir es wirklich empfinden und in Dankbarkeit anerkennen. Mit der Zuwendung zu unserem Herzen nutzen wir gleichzeitig ein enormes Heilungspotenzial. Deshalb sollten wir uns mit dieser Meditation immer wieder besonders dem Herzen zuwenden.

Meditations-Übung

Wählen Sie für diese Meditation einen ruhigen Platz und eine Zeit, in der Sie mindestens eine halbe Stunde ungestört sind. Sie können sich dabei bequem hinlegen oder eine Meditations-Haltung im Sitzen einnehmen. Achten Sie darauf, dass Ihre Wirbelsäule aufrecht ist. Noch einmal zur Erinnerung: Führen Sie diese Meditation auf keinen Fall während einer Autofahrt durch!

Sie liegen bequem oder sitzen in aufrechter Meditations-Haltung, räkeln, rutschen sich noch einmal auf Ihrer Unterlage zurecht und sitzen oder liegen so, dass Sie 30 Minuten bequem sitzen können, ohne sich bewegen zu müssen. Lenken Sie nun Ihre Achtsamkeit auf den Atem. Nehmen Sie das Einatmen wahr und das Ausatmen… das Einatmen und das Ausatmen. Ihr Atem fließt gleichmäßig, strömt in Ihren Körper ein und wieder aus. Der Atem erfüllt den Körper mit frischer Luft, mit Sauerstoff und nimmt Verbrauchtes mit. Das Einatmen bringt neue Energie und das Ausatmen nimmt Verbrauchtes mit. Der Atem fließt, strömt in Sie ein, erfüllt Ihre Lungen und strömt aus, ohne dass Sie etwas tun. Der Atem kommt und geht. Er strömt ein, erfüllt Ihre Lungen, der Bauch hebt sich... und senkt sich mit dem Ausatmen... und nimmt Altes, Verbrauchtes aus dem Körper mit. Der Atem durchströmt jeden Körperteil, jedes Organ, erfüllt jede Zelle mit frischem Sauerstoff. Beim Ausatmen nimmt er alles, was nicht mehr gebraucht wird, mit sich mit. Der Atem kommt und geht, gleichmäßig und ganz in Ihrem Rhythmus, ohne etwas zu tun. Er geschieht. So wie Ihr Atem immer mehr zur Ruhe kommt, so kommen auch Sie immer mehr zur Ruhe. Restliche Gedanken können Sie wie Wolken am Himmel vorbeiziehen lassen. Wie die Wolken am Himmel näherkommen und wieder in der Ferne kleiner werden, so ist es mit Ihren Gedanken. Sie lassen sie ziehen. Folgen Sie dem Weg Ihres Atems, er strömt ein durch die Nase über die Luftröhre in die Lungen bis tief in den Bauch, und der Atem verlässt die Lungen über die Luftröhre und den Mund. Vielleicht spüren Sie den Lufthauch auf den Lippen. Auf diese Art entspannen Sie immer tiefer und sind mit der ganzen Aufmerksamkeit bei sich. Ihr Atem erfüllt alle Ihre Organe, auch das Herz... mit dem Einatmen strömt frischer Sauerstoff in Ihr Herz und mit dem Ausatmen strömt das Verbrauchte hinaus. Stellen Sie sich nun vor, dass auf Höhe Ihres Herzens, in der Körpermitte eine Rosenknospe auf ihr Erblühen wartet. Sie wartet auf die Energie und Wärme, die sie aus dem Atem bezieht. Mit jedem Atemzug saugt diese Rosenknospe die Energie ein, die sie zum gesunden Reifen braucht. Mit jedem Atemzug und mit jedem Sauerstoffmolekül wird sie praller und praller. Sie wird von einem Stängel getragen, der entlang der Körpermittellinie nach unten führt, zwischen Scham und Anus den Körper verlässt und im Erdreich mit seinem Wurzelwerk fest verankert ist. Über das Wurzelwerk fließt wertvolle Nahrung durch den Stängel entlang Ihrer Wirbelsäule nach oben und macht die grün schillernde Knospe praller und praller, bis sie schließlich die ersten schützenden grünen Blätter lockert und aufrollt. Vielleicht ist sie noch zögerlich, aber mit dem nächsten Durchströmen von Lebensenergie aus den Wurzeln, mit dem Sauerstoff aus Ihrem Atem, kann sie nicht mehr anders, als zaghaft ihre ersten Blütenblätter zu zeigen, zu zeigen, in welcher Farbe sie gleich erblühen wird. Sie wird durchströmt von Lebenskraft und der Freude, sich bald in all ihrer Schönheit zu zeigen. Sie durchströmt die Vorfreude, dass sie schon bald Blütenblatt um Blütenblatt entfalten darf, bis sich auch die Staubgefäße in voller Üppigkeit zeigen können. Ihr Atem nährt die Rosenknospe, aus der Erde entlang der Körper-Mittellinie fließen Nahrung und Wasser, die die Pflanze stärken, damit sie neue Knospen ansetzen kann. Mit dem nächsten Einatmen entfalten sich die Blütenblätter schon weiter. Welche Farbe haben sie? Riechen Sie den Rosenduft? Ist der Duft kräftig oder eher zart? Nehmen Sie die Form der Blüte wahr, hat sie viele Blütenblätter? Oder nur wenige? Ihre Rosenblüte entfaltet sich in ihrer verschwenderischen Üppigkeit und Freude über ihr Dasein noch mehr. Auf dem Höhepunkt des Erblühens, der Pracht, verwandelt sich die üppige Rosenblüte vor Ihrem inneren Auge in einen grün schillernden Energieball, anfänglich sind die Grüntöne vermischt mit den Farben der Blütenblätter. Mit Ihrem Einatmen wird der Energieball gestärkt und zu einem sattgrünen Energiewirbel. Zusätzlich strömt weiter Energie aus der

Erde Ihre Wirbelsäule nach oben. Das Grün wird intensiver und intensiver, der Energieball ist so satt, dass er sich verströmt, über das Herz hinaus erfüllt das warme Grün den ganzen Brust- und Bauchraum. Der sattgrüne Energieball wird immer weiter genährt von dem Qi des Atems und der Erdenergie, sodass es sich weiter verströmt – in die Beine, in die Arme bis in den Kopf. Schließlich ist Ihr ganzer Körper wohlig erfüllt von diesem sattgrünen Qi. Ihr Herz ist ein praller, grün schillernder Energiewirbel, der sich überströmt und Brust, Bauch, Arme, Beine und Kopf durchströmt. Von den Haarspitzen bis zu den Fußspitzen spüren Sie die kraftvolle grüne Energie. Vielleicht möchten Sie Ihrem Herzen Danke sagen für die unermüdliche Unterstützung, für die Liebe, die Freude und das Glück, das Sie in Ihrem Leben empfinden, auch dafür, dass es Sie manchmal warnt. Wofür können Sie Ihrem Herzen noch danken? ... Nehmen Sie noch einmal den sattgrünen Energiewirbel in Ihrem Herzen wahr, wie das grüne Herz-Qi Ihren ganzen Körper wohlig durchströmt, jedes Organ, jede Zelle. Nun nehmen Sie Ihren Atem wahr, das Einatmen, das Ausatmen und machen Sie sich bereit, mit Ihrer Aufmerksamkeit in den Alltag zurückzukehren... Ihr Einatmen... Ausatmen... Nehmen Sie Ihre Liege- oder Sitzunterlage wahr, vielleicht sind Geräusche zu hören, greifen Sie mit Ihren Händen nach der Unterlage und ertasten Sie sie... Ihr Atem kommt und geht... Sie sind entspannt und erfüllt. Atmen Sie noch ein paar Mal tief durch... und machen Sie sich nun bereit, ganz in die Gegenwart zurückzukehren. Strecken Sie Ihre Beine aus, wenn Sie sitzen, räkeln Sie sich, wenn Sie liegen. Strecken Sie die Arme und Finger nach oben aus, insbesondere Ihre Zeigefinger, und öffnen Sie Ihre Augen! Die Meditation ist nun beendet! Und Sie sind mit Ihrer Aufmerksamkeit wieder ganz in der Gegenwart!

7. Tag

Frühstück

Kolbenhirse mit Zitrone, Mandeln und grünem Pfeffer

Zutaten:

250 g Kolbenhirse
600 ml Wasser
15 Mandelkerne
Pfeffer, gemahlen
Meersalz
15 g grüne Pfefferkörner
1 Zitrone, unbehandelt
4 EL Süßrahmbutter oder Nussöl

Zubereitung:

1. Die Kolbenhirse in einen heißen Topf geben und zwölf Minuten bei mittlerer Hitze unter ständigem Rühren rösten. Wenn die Hirse braune Pünktchen hat, Pfefferkörner dazugeben und mit Wasser ablöschen.
2. Die Zitrone waschen, die Schale abziehen und in die Hirse geben. Die Mandelkerne grob hacken, hinzufügen und alles bei geschlossenem Deckel in 20 Minuten garen. Dann den Herd abschalten, die Hirse jedoch noch weitere zehn Minuten quellen lassen.
3. Butter oder Nussöl nach Geschmack darübergeben und das Gericht mit Pfeffer und Meersalz abschmecken.

Mittagessen

Endiviensalat mit gebratener Hühnerleber

Zutaten:

6 EL Apfelessig
1 EL Sonnenblumenöl
2 TL Dijonsenf
1 Bund glatte Petersilie
300 g Hähnchenleber
2 TL Balsamessig
3 EL Süßrahmbutter
Paprikapulver
Pfeffer
4 EL Sojasauce
2 Endiviensalatköpfe
1 TL Olivenöl
Curry- oder Chilipulver
Meersalz

Zubereitung:

❶ In einer großen Schüssel Apfelessig, zwei Prisen Paprikapulver, Sonnenblumenöl, Pfeffer, Dijonsenf, zwei Esslöffel Sojasauce und die gewaschene, abgetropfte und klein geschnittene Petersilie vermischen.

❷ Den Endiviensalat putzen, klein schneiden und waschen. Abtropfen lassen. Die Hähnchenleber waschen und mit Küchenpapier trocken tupfen.

❸ Zwei Esslöffel Sojasoße, einen Teelöffel Balsamessig, zwei Prisen Paprikapulver, Hähnchenleber und Olivenöl in eine Schüssel geben, mischen und zehn Minuten marinieren.

❹ Eine Pfanne bei mittlerer Temperatur erhitzen, die Süßrahmbutter darin schmelzen. Hähnchenleber zugeben und von allen Seiten knusprig braten, drei Prisen Curry- und/oder Chilipulver darüberstreuen und salzen.

❺ Mit der Lebermarinade den Bratensatz lösen und mit Balsamessig abschmecken. Endiviensalat in die Marinade geben, mischen und die Hähnchenleber darüber verteilen.

Abendessen

Gemüse-Putencurry mit Kokosmilch

Zutaten:

50 g Reis (z.B. Jasminreis)
50 g Mu-Erh-Pilze, eingeweicht
100 ml Hühnerbrühe
6 Korianderstängel
2 EL Sojaöl
2 EL Mehl
100 g Putenschnitzel
25 g TK-Erbsen
100 ml Kokosmilch
1 kleine Zwiebel
1 Prise Salz
1 Prise schwarzer Pfeffer
3 TL Currypulver

Zubereitung:

❶ Die Zwiebel schälen und fein würfeln. Die Pilze vierteln. Putenschnitzel würfeln. In einer Pfanne einen Esslöffel Öl erhitzen und das Fleisch darin anbraten. Salzen und pfeffern. Das Fleisch herausnehmen. Einen Esslöffel in die Pfanne geben und die Pilze darin rund fünf Minuten braten. Zwiebeln hinzufügen und unter Rühren zwei Minuten braten.

❷ Pilze mit Mehl und Curry bestäuben. Kokosmilch und Geflügelfond zugießen. Die Erbsen dazugeben und vier Minuten bei kleiner Hitze garen. Mit Salz und Pfeffer abschmecken. Koriander grob hacken. Mit dem Fleisch in die Pfanne geben und ziehen lassen.

Für ein ausgeglichenes und gesundes Nervensystem

In der Traditionellen Chinesischen Medizin hat jedes Organ neben seinem physiologischen Aspekt auch noch einen übertragenen gefühlsmäßigen Bezug. Bei der Darstellung der Lehre der fünf Elemente haben wir bereits gesehen, dass jeder körperlichen Funktion jeweils bestimmte Emotionen zugeordnet sind (siehe Tabelle auf S. 17). Ist das Nervensystem aufgrund von Überlastung oder der allgemeinen Konstitution schwach, so kann ein bestimmtes Übermaß innerer Faktoren sich einerseits auf der körperlichen Ebene in nervösen Funktionsstörungen und Krankheiten, zum anderen aber auch auf der rein seelischen Ebene zeigen. Die TCM sieht in der Entstehung von Krankheiten des Nervensystems immer einen unangemessenen Umgang mit den eigenen Gefühlen oder eine Unterdrückung bestimmter innerer Faktoren.

Die TCM unterstellt dabei folgende Zusammenhänge:

- Störungen des Herz-Kreislauf-Systems bedeuten nach chinesischer Auffassung Störungen im Hinblick auf die gesamte Persönlichkeit und deren Reife.
- Störungen der Leber und der Durchblutung wiederum deuten auf Störungen im Verhalten zur Umwelt (Reagieren und Handeln, Vorsicht und Rücksichtnahme, Durchsetzungskraft und Einsichtigkeit) hin.
- Störungen der Nieren bedeuten Störungen in der Beziehung zur Umwelt (Offenheit und Abgrenzung, Kontakt zu anderen).
- Störungen der Milz bedeuten Störungen im Besitzdenken (Geben und Nehmen, Verwerten und Meinungsbildung sowie Erwerben).

Chinesische Arzneimittel: Rezepturen, Heilkräuter und Heilpflanzen

Vitamin B

Bei Schwermütigkeit oder leichten depressiven Verstimmungen sollten Sie darauf achten, dass in Ihrer Ernährung ausreichend nervenstärkende Vitamine der B-Gruppe enthalten sind, wie zum Beispiel in Nüssen, Meeresfrüchten, Hülsenfrüchten, Kartoffeln oder Milch.

Johanniskrauttee

Mischen Sie Schafgarbe und Johanniskraut zu gleichen Teilen, gießen Sie zwei Teelöffel der Mischung mit ¼ l heißem Wasser auf, lassen den Tee zehn Minuten lang ziehen und trinken davon zwei Tassen täglich kurmäßig über einen Zeitraum von mehreren Wochen. Hilft ebenfalls bei Erschöpfungszuständen und leichten depressiven Verstimmungn.

Rosmarinbad und gymnastische Übung

Empfehlenswert bei Erschöpfung: Geben Sie 15 bis 20 Tropfen Rosmarinöl ins Badewasser und verweilen Sie bei möglichst hoher Wassertemperatur maximal 20 Minuten im Bad. Danach trocknen Sie sich ab, legen sich bequem auf Ihr Bett oder auf einen Tepich, winkeln die Beine an und fahren zwanzigmal vorwärts und zwanzigmal rückwärts Rad. Atmen Sie dabei tief ein und aus. Diese Übung kurbelt Ihren Keislauf an.

Heilbaden bei Migräne

Ein warmes Bad mit einem Badezusatz aus vier Tropfen Melissenöl, vier Tropfen Salbeiöl, zwei Tropfen Lavendelöl und zwei Tropfen Majoranöl ist sehr entspannend. Bleiben Sie etwa 15 Minuten in der Badewanne und ruhen Sie sich danach aus.

Inhalation mit ätherischen Ölen

Bei nervösen Zuständen kann ätherisches Rosmarin- oder Basilikumöl, auf ein Taschentuch getropft (sechs bis acht Tropfen) und tief inhaliert, nervenstärkend wirken. Auch die Dosierung in einer Duftlampe ist möglich.

Banane

Bei Schlafstörungen empfiehlt es sich, abends vor dem Zubettgehen eine reife Banane zu essen. Sie wirkt durch Nährstoffmangel verursachten Schlafstörungen entgegen und enthält schlaffördernde Aminosäuren.

Süßholz mit Datteln

Ebenfalls gut gegen Schlafstörungen ist Süßholz mit Datteln. Kochen Sie 18 g klein gehacktes Süßholz mit 15 roten Datteln und 100 g Haferflocken in etwas Wasser. Essen Sie vier bis fünf Tage lang morgens und abends eine Portion davon.

Akupressur und Heilmassage

Bei **Kopfschmerzen** empfiehlt sich die Behandlung der folgenden Punkte (siehe S. 61):

- M 36 – Zusanli oder Drei Meilen am Fuß: Außen am Schienbein, vier Querfinger unter der Kniescheibe.
- G 20 – Fengchi oder Windteich: Am unteren Hinterhauptrand.
- LE 2 – Xingjiang oder In den Zwischenraum gehen: Zwischen der großen und der zweiten Zehe.
- LE 3 – Taichong oder Der große Impuls: Zwischen den Enden der beiden Mittelfußknochen der großen und der zweiten Zehe.

→ N 3 – Taixi oder Großer Bach: An der Fußinnenseite zwischen dem höchsten Punkt des Knöchels und der Achillessehne.
→ M 41 – Jiexi oder Löst den Krampf: In der Mitte der vorderen Querfalte des Sprunggelenks.
Kneten Sie nach der Behandlung den Fuß von der Sohle bis hinauf zum Knie. Streichen Sie hin und her und kneten dann Unterschenkel und Fußsohle etwas fester. Zum Schluss streichen Sie wieder von der Fußspitze bis zum Knie.

Bei **Nervosität** behandeln Sie folgenden Punkt (siehe S. 61):
→ M 36 – Zusanli oder Drei Meilen am Fuß: Setzen Sie sich hin und winkeln Sie Ihr Bein im rechten Winkel ab. Hebt man in dieser Position den Fuß vorne mit den Zehen an (und lässt dabei die Ferse auf dem Boden), liegt der Punkt außen unterhalb des Knies auf der durch diese Bewegung entstehenden Erhebung.

Bei **Zahnschmerzen** empfiehlt sich die Behandlung der folgenden Punkte (siehe S. 61):
→ M 36 – Zusanli oder Drei Meilen am Fuß: Eine Hand breit unter der Kniescheibe und einen Querfinger seitlich davon.
→ M 8 – Touwei oder Den Knopf binden: Direkt am Unterkiefer, knapp vor dem Kaumuskelrand.
→ DI 4 – Hegu oder Das geschlossene Tal: Wenn Sie den Daumen fest an den Zeigefinger pressen, entsteht ein Wulst, auf dessen höchster Stelle dieser Punkt liegt.
→ 3 E 5 – Waiguan oder Der äußere Pass: Oberhalb des Handrückens, zwei Daumenbreit von der Handgelenksfalte in Richtung Ellenbogen.

Qi-Gong-Übung: Den Affen zurückjagen

Diese Übung hilft, Gelenkschmerzen zu verhüten, die Atmung zu verbessern und das Qi zu regulieren.

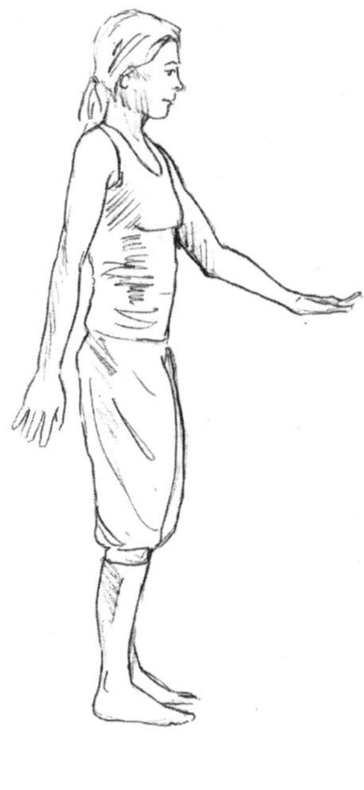

- **Erster Schritt:** Konzentrieren Sie sich auf den Akupunkturpunkt Laodong in der Mitte Ihrer Handflächen. Richten Sie Ihre Aufmerksamkeit dann auf Ihre beiden Oberarme und strecken Sie Ihren rechten Arm langsam rückwärts aus, während Sie Ihren linken Arm in Zeitlupe mit der Handfläche nach oben nach vorne bewegen. Atmen Sie währenddessen tief und langsam ein. Atmen Sie erst aus, wenn Sie diesen Schritt vollständig ausgeführt haben.
- **Zweiter Schritt:** Bewegen Sie Ihren rechten Arm dann langsam von hinten nach vorne auf die linke Handinnenfläche zu. Legen Sie nun beide Handflächen vor Ihrer linken Brustseite zusammen. Verharren Sie einige Minuten lang und atmen Sie dabei ruhig ein und aus. Konzentrieren Sie sich dann auf die Stellen an Ihrem Körper, die verspannt sind oder Schmerzen verursachen, wie Nacken, Schultern oder Rücken.
- **Dritter Schritt:** Atmen Sie tief aus und drehen Sie Ihren Körper langsam nach links. Dabei strecken Sie Ihre beiden Arme mit den Handflächen nach oben aus. Währenddessen strecken Sie Ihre Knie durch.

- **Vierter Schritt:** Kehren Sie in die Ausgangsposition zurück und wiederholen Sie den ersten Schritt, nur vollführen Sie die Armbewegung nun in entgegengesetzter Richtung. Wiederholen Sie diese Ambewegungen zum Abschluss drei- bis fünfmal.

Regelmäßige Qi-Gong-Übungen stärken die Duchblutung, den Fluss des Qi und damit das allgemeine Wohlbefinden. Zudem wirken sie harmonisierend, entspannend und gleichzeitig vitalisierend. Besonders wirksam bei Erschöpfung und Schlafstörungen ist die bei „Asthma" aufgeführte Übung (siehe S. 99f.).

*Bei **Spannungskopfschmerzen** ist die folgende Qi-Gong-Übung besonders wirksam. Da eine ausreichende Sauerstoffzufuhr hier besonders wichtig ist, empfiehlt es sich, dazu möglichst ins Freie zu gehen oder die Qi-Gong-Übungen bei geöffnetem Fenster durchzuführen.*

- **Erster Schritt:** Setzen Sie sich im Schneidersitz auf den Teppich oder in einen bequemen Sessel. Winkeln Sie dabei Ihre Beine im 90-Grad-Winkel ab, sodass Ihre Füße dadurch mit der Sohle auf festem Grund stehen.
- **Zweiter Schritt:** Legen Sie Ihre Hände übereinander auf Ihren Unterleib. Frauen legen ihre rechte Hand direkt auf den Unterleib und die linke darüber auf den Nabel. Männer legen ihre linke Hand auf den Unterleib und die rechte darüber. Lassen Sie Ihre Hände etwa eine Minute lang in dieser Position. Schließen Sie die Augen und atmen Sie durch die Nase tief ein und aus.
- **Dritter Schritt:** Reiben Sie dann Ihre Handflächen aneinander, bis sie warm werden. Legen Sie Ihre warmen Handflächen nun auf den äußeren Rand Ihrer Augenbrauen,

sodass die Finger die Schläfen berühren. Atmen Sie ganz langsam ein und lassen Sie beim Ausatmen die Luft mit einem „Ssss" entweichen. Führen Sie diese Übung langsam zehnmal hintereinander durch.

→ **Vierter Schritt:** Reiben Sie Ihre Hände wieder aneinander, bis die Handflächen warm sind. Frauen legen dann ihre rechte Hand hinten auf den Nacken und ihre linke auf den Kopf, Männer entsprechend umgekehrt. Atmen Sie tief und langsam durch die Nase ein und mit einem langen „Mimimimi" aus. Wiederholen Sie diese Übung zehnmal.

→ **Fünfter Schritt:** Reiben Sie wieder Ihre Handflächen, bis sie warm sind. Dann legen Sie Ihre Hände gekreuzt vor die Brust. Die Frau legt bei diesem Kreuz ihre rechte Hand etwas weiter nach unten, die linke weiter nach oben. Der Mann macht es umgekehrt. Atmen Sie tief durch die Nase ein und mit einem „Haaaa" aus. Formen Sie dann Tatzen aus Ihren Händen und klopfen Sie Ihren Kopf damit ganz leicht ab.

Tai-Chi-Übung: Die Erde halten

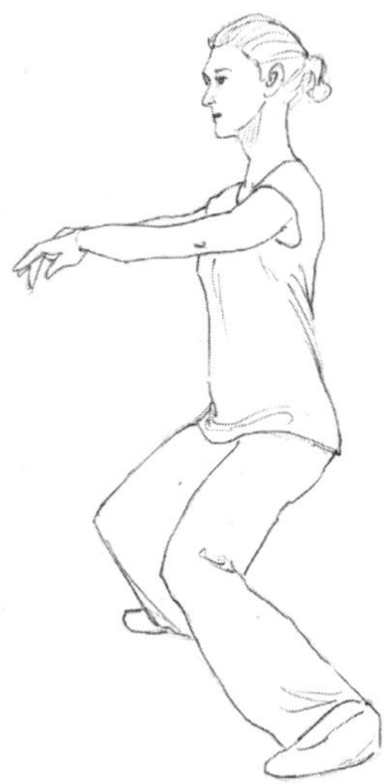

Diese Übung stärkt besonders die Sehnen. Außerdem sammelt der Mensch die Yin-Energie aus der Erde. Durch zwei Pole, nämlich durch den rechten und den linken Fuß, saugt der Übende förmlich die Energien in den Körper. Von dort werden sie in die verschiedenen Meridiane verteilt.

❶ Nehmen Sie eine weite Grätschstellung ein. Die Rückenhaltung bleibt aufrecht.

❷ Beugen Sie die Knie stark und halten Sie sie in einer Linie über den Fußspitzen. Das Gesäß soll dabei nicht herausgestreckt werden und der Rücken beibt gerade. Verteilen Sie das Gewicht gleichmäßig auf beide Füße.

❸ Die Arme bilden einen leichten Bogen, die Handflächen zeigen zum Boden.

❹ Bleiben Sie in dieser Haltung, solange sie Ihnen bequem ist.

Die Bittentherapie

Hintergründe

Die Bittentherapie ist eine wesentliche Grundübung für Ihre körperliche und seelische Gesundheit. Bei dieser Anwendung, die von einigen chinesischen Meistern auch in Deutschland gelehrt wird, formulieren Sie im Zustand der Versenkung Bitt-Gedanken. Dabei entsteht eine Kraft, die auf einige Ihrer Meridiane und Akupunkturpunkte wirkt. In der folgenden Übung nutzen wir die Fingerkuppen als sogenannte Akupressurpunkte. Darüber werden Informationen an tiefer gelegene Organe geleitet, die Durchblutung und der Energiekreislauf gefördert, um so das Gleichgewicht zwischen Yin und Yang wiederherzustellen.

Ihre Bitt-Gedanken sollten Sie nur in einem ruhigen und aufnahmefähigen Zustand formulieren. Nehmen Sie sich dazu Zeit. Gehen Sie in stiller Umgebung ganz in sich, und konzentrieren Sie sich auf Ihre tatsächlichen Wünsche und Ihre innersten Anliegen. Handelt es sich bei Ihrem Bitt-Gedanken um einen Wunsch, der Ihre körperliche Gesundheit betrifft? Ist es ein Wunsch, der Ihr emotionales oder seelisches Wohlbefinden betrifft oder Ihr psychisches Wachstum? Geben Sie Ihrer inneren Stimme Raum. Hören Sie genau hin, um Ihren Wunsch, Ihre Bitte klar zu formulieren und tun Sie dies in einem kurzen klaren positiven Satz.

Ihre Bitte kann allgemein gehalten sein, zum Beispiel: „Mein Immunsystem ist stark." Oder sehr spezifisch, etwa: „Ich kann meinen Arm beschwerdefrei bewegen." Oder: „Mein Kopf ist frei." Wichtig ist, dass Sie das, was Sie erbitten oder wünschen, in tiefer Überzeugung sagen und dass Sie aus Herz und Seele heraus sprechen. Versuchen Sie Worte wie „Nein, nicht", „müssen" und „sollen" zu vermeiden. Formulieren Sie positiv und lösungsorientiert und immer in der Gegenwart. Wenn Sie bei der Übung merken, dass der Satz nicht wirklich stimmig ist, dann verändern Sie ihn so lange, bis er wirklich für Sie passt. Wenn Sie Klarheit über Ihren Wunschgedanken haben, können Sie mit der Bittentherapie beginnen.

Führen Sie diese Übung dann täglich mindestens einmal durch, und zwar so lange, bis sich eine deutliche Verbesserung Ihres Befindens einstellt bzw. bis Sie sich gesundheitlich gefestigt fühlen. Eine Übung dauert jeweils 15 bis 20 Minuten. Die ersten beiden Teile der Übung dienen der allgemeinen Stärkung und zum Schutz des Immunsystems. Sie führen diese Übung im Stehen aus. Ihre Füße stehen dabei parallel und hüftbreit auseinander. Achten Sie darauf, dass Sie bequem stehen, das heißt entspannt und locker in den Knien. Ihr Blick ist nach vorne gerichtet. Ihre Zunge hat Kontakt mit dem oberen Gaumen.

Nun zur Übung. Sind Sie bereit?

Meditations-Übung

❶ Überprüfen Sie Ihre Grundhaltung: Sie stehen mit lockeren Knien, sicher mit beiden Beinen auf der Erde. Ihre Füße sind parallel nach vorne gerichtet und hüftbreit auseinander. Ihre Zungenspitze liegt am oberen Gaumen an.
Die Fingerspitzen von Daumen und Ringfinger beider Hände berühren sich. So bilden Daumen und Ringfinger beider Hände einen Ring. Die rechte Hand halten Sie so, dass der leicht ausgestreckte Zeigefinger und Mittelfinger auf den Ring der linken Hand zeigen. Halten Sie so Ihre Hände und ziehen Sie jetzt mit Ihrem Zeige- und Mittelfinger der rechten Hand 30 Kreise im Uhrzeigersinn.
Konzentrieren Sie sich auf Ihre Hände und zählen Sie die Kreise: 1 – 2 – 3 – 4 – 5 – 6... in Ihrem Tempo... 7 – 8 – 9... Wenn Sie im Rhythmus sind, lenken Sie Ihre Gedanken zusätzlich auf Ihren Wunsch und das Thema, das sich erfüllen möge... Zählen Sie dabei die Kreise, die Ihre Finger beschreiben... weiter bis 30... Sie zählen... und Sie denken oder murmeln Ihre Bitte... Sie zählen weiter und wiederholen Ihre Bitte laut oder leise wie ein Mantra... Sie sind bei 30 angekommen?
Dann wechseln Sie die Hände. Ihr Mittelfinger und der Zeigefinger der linken Hand zeigen jetzt auf den Kreis der rechten Hand. Und Sie ziehen mit der linken Hand die Kreise im Uhrzeigersinn: 1 – 2 – 3 – 4 – 5 – 6 – in Ihrem Tempo... im Uhrzeigersinn... Sie zählen weiter... und murmeln laut oder leise Ihre Bitte wie ein Mantra... und Sie zählen weiter bis 30... und murmeln Ihre Bitte... Sie sind wieder bei 30 angekommen?
Ihre Zungenspitze liegt immer noch am Gaumen. Nun halten Sie Ihre Hände wieder wie zu Beginn der Übung. Die Fingerspitzen von Daumen und Zeigefinger berüh-

ren sich, der Zeigefinger und der Mittelfinger der rechten Hand weisen zu dem Kreis der linken Hand. Jetzt kreisen Sie entgegen dem Uhrzeigersinn dreißigmal und formulieren wieder Ihren Bittgedanken. 1 – 2 – 3 – in Ihrem Tempo – 4 – 5 – 6 Kreise, gegen den Uhrzeigersinn... Sie zählen weiter... Sie murmeln dabei wieder Ihren Bittgedanken... und Sie zählen die Kreise... und Sie bleiben bei Ihrem Bittgedanken... bis 30. Bei 30 angekommen?
Jetzt wechseln Sie die Hände wieder. Mittelfinger und Zeigefinger der linken Hand weisen auf den Kreis der rechten Hand... und Sie ziehen die Kreise gegen den Uhrzeigersinn: 1 – 2 – 3 – in Ihrem Tempo – 4 – 5 – 6 Kreise, gegen den Uhrzeigersinn... Sie zählen weiter... und Sie murmeln dabei wieder Ihre Bitte, Ihren Wunsch... und Sie zählen die Kreise bis... 30. Sie sind bei 30 angekommen? Gut!

❷ Ihre linke Hand ruht nun in der rechten Hand und Ihre Zungenspitze liegt noch immer am oberen Gaumen an. Die Daumen zeigen nach vorne. Lassen Sie nun die Daumen kreisen, ohne dass sie sich berühren. Während des Kreisens lenken Sie Ihre Gedanken auf Ihren Wunsch, auf Ihre Bitte. Sie kreisen beide Daumen in gleichmäßigem Rhythmus, Sie denken Ihre Bitte oder Sie murmeln Ihre Bitte... Sie kreisen Ihre Daumen... Sie bitten... Ihre Hände ruhen ineinander, Ihre Daumen kreisen und Ihre Gedanken erbitten... So lange, bis Sie das Gefühl haben, es ist ausreichend... Ihre Daumen kreisen... Sie murmeln Ihre Bitte... Nun kommen wir zum nächsten Schritt.

❸ Dieser Teil entgiftet den Körper und hilft dabei, Ihre aktuelle Situation zu verändern. Diese Übung erkläre ich erst kurz. Sie legen die Fingerspitzen zusammen und bilden so mit beiden Händen ein Spitzdach. Die Zeigefinger lösen sich voneinander, kleiner Finger, Ringfinger, Mittelfinger und Daumen bleiben in Kontakt. Kreisen Sie mit den beiden Zeigefingern fünfmal nach vorne, vom Körper weg und dann fünfmal zum Körper hin, die Finger berühren sich weder gegenseitig noch die Nachbarfinger. Während Ihre Finger Kreise ziehen, konzentrieren Sie sich ganz intensiv auf Ihre Bitte, auf Ihren Wunsch. Dann machen Sie die gleiche Übung mit den anderen Fingern. Es kann sein, dass das Kreisen mit einzelnen Fingern schwierig ist oder erst einmal gar nicht gelingen will. Lassen Sie sich davon nicht entmutigen. Diese Bewegungen sind für die Finger ungewohnt, nach ein paar Mal Üben werden die Kreise aber immer einfacher auszuführen und Ihre Finger beweglicher sein. Also los geht's.

Überprüfen Sie zwischendurch noch einmal Ihren Stand. Sie stehen bequem, der ganze Fuß ist in Kontakt mit dem Boden, die Füße sind schulterbreit auseinander und parallel nach vorne ausgerichtet, die Knie sind locker. Die Zungenspitze liegt am Gaumen. Mit den Händen formen Sie das Spitzdach, sodass sich alle Fingerspitzen berühren. Wir beginnen mit den Zeigfingern. Sie kreisen fünfmal in die eine Richtung – und dabei denken oder murmeln Sie Ihren Bittgedanken: 1, 2, 3, 4, 5..., fünfmal in die andere Richtung und Sie konzentrieren sich auf Ihren Wunsch oder murmeln ihn: 1, 2, 3, 4, 5... Nun zum Mittelfinger. Die Zeigefingerspitzen berühren sich wieder, die Mittelfingerspitzen lösen sich, kreisen ihre fünf Kreise in die eine Richtung und Sie murmeln Ihren Wunsch: 1, 2, 3, 4, 5. Dann fünf Kreise in die andere Richtung, Sie bleiben bei Ihrer Bitte 1, 2, 3, 4, 5. Die Mittelfingerspitzen berühren sich wieder und die Ringfingerspitzen lösen sich, um die Kreise auszuführen, fünf Kreise in die eine Richtung, begleitet von Ihrer Bitte: 1, 2, 3, 4, 5. Fünf Kreise in die andere Richtung, wieder begleitet von Ihrer Bitte: 1, 2, 3, 4, 5. Nun wandert Ihre Aufmerksamkeit zum letzten, zum kleinen Finger. Die Ringfinger berühren sich wieder, die kleinen Finger ziehen ihre Kreise. Fünf Kreise in die eine Richtung, begleitet von Ihrer Bitte: 1, 2, 3, 4, 5 und ein letztes Mal fünf Kreise in die andere Richtung und Sie murmeln Ihre Bitte: 1, 2, 3, 4, 5. Nun können Sie Ihre Hände sinken lassen, die Übung ist hier zu Ende. Ihre Zunge löst sich vom Gaumen und Sie können Ihre Beine und Füße lockern.

Bleiben Sie noch einen Moment mit der Aufmerksamkeit bei sich selbst... nehmen Sie sich wahr... spüren Sie, wie Sie sich fühlen... spüren Sie noch einmal den Boden unter Ihren Füßen... und nehmen Sie Ihre Umgebung wieder wahr.

Quellenverzeichnis

Anna Cavelius/Alexandra Cavelius/Li Wu: Praxisbuch Chinesische Medizin. Bassermann, 2005.

Prof. TCM Univ. Yunnan Li Wu: Das Buch der Chinesischen Heilkunst. Bewährtes Heilwissen aus dem Reich der Mitte. Mankau, 4. Aufl. 2026.

Andreas A. Noll: Traditionelle Chinesische Medizin. Grundlagen, Methoden, Behandlung von Beschwerden. GU, 2008.

Dr. med. Cornelia Böttcher: TCM für Einsteiger. Das Praxisbuch zur Selbstbehandlung. BLV, 2013

Dr. med. Ilse-Maria Fahrnow/Jürgen Fahrnow: Fünf-Elemente-Ernährung. GU, 2005.

Dr. Franz Wagner: Akupressur. Heilung auf den Punkt gebracht. GU, 2012.

Dr. med. Bernhard C. Kolster: Heilen durch Fingerdruck. Schmerzfrei und gesund mit Akupressur. Weltbild, 2011.

Wilhelm Mertens/Helmut Oberlack: Qi Gong. Entspannt, gelassen und hellwach. GU, 2003.

Weitere Veröffentlichungen von Li Wu

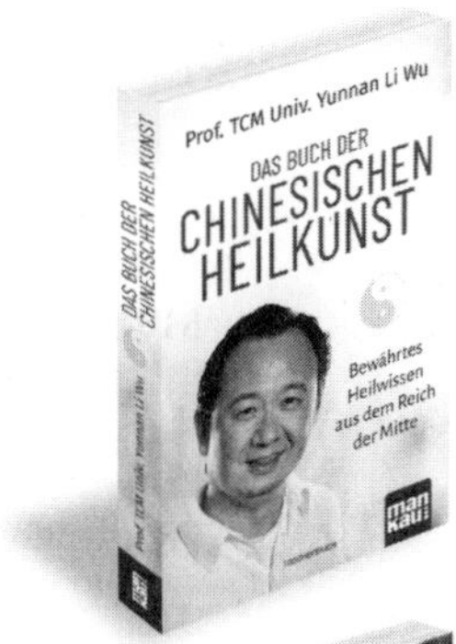

Das Buch der Chinesischen Heilkunst

Bewährtes Heilwissen aus dem Reich der Mitte
Taschenbuch mit Klappen
ISBN 978-3-86374-538-7
E-Book ISBN 978-3-938396-85-8

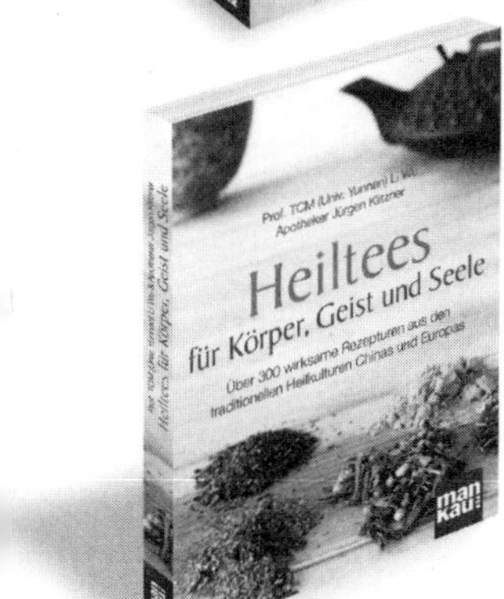

Heiltees für Körper, Geist und Seele

Über 300 wirksame Rezepturen aus den traditionellen Heilkulturen Chinas und Europas
Klappenbroschur, farbig
ISBN 978-3-86374-764-6
E-Book ISBN 978-3-86374-748-0

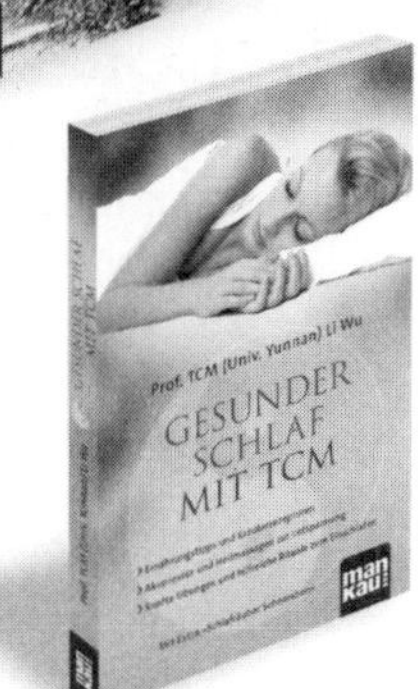

Gesunder Schlaf mit TCM

Ernährungstipps und Kräuterrezepturen – Akupressur und Heilmassagen zur Entspannung – Sanfte Übungen und hilfreiche Rituale zum Einschlafen.
Mit Extra: Schlafräuber Schnarchen
Taschenbuch
ISBN 978-3-86374-214-0
E-Book ISBN 978-3-86374-216-4

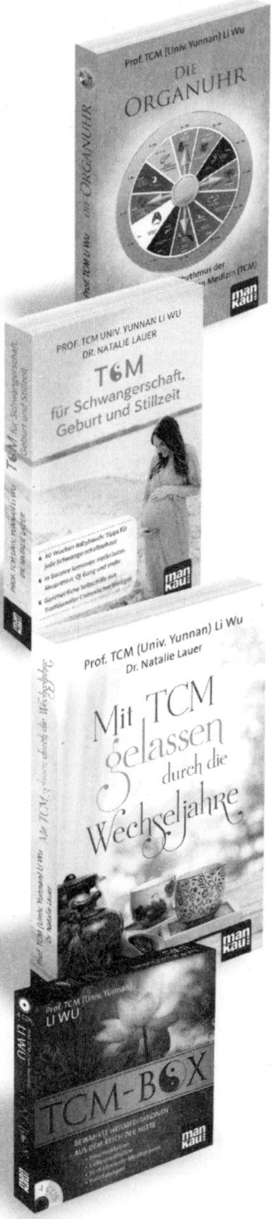

Die Organuhr

Leben im Rhythmus der Traditionellen Chinesischen Medizin (TCM)
Taschenbuch
ISBN 978-3-86374-144-0
E-Book ISBN 978-3-86374-146-4

TCM für Schwangerschaft, Geburt und Stillzeit

40 Wochen Babybauch: Tipps für jede Schwangerschaftsphase I In Balance kommen: Heilkräuter, Akupressur, Qi Gong und mehr I Ganzheitliche Selbsthilfe mit Traditioneller Chinesischer Medizin
Klappenbroschur
ISBN 978-3-86374-595-0
E-Book ISBN 978-3-86374-597-4

Mit TCM gelassen durch die Wechseljahre

Klappenbroschur
ISBN 978-3-86374-465-6
E-Book ISBN 978-3-86374-467-0

TCM-Box

Bewährte Heilmeditationen aus dem Reich der Mitte
4 Audio-CDs
ISBN 978-3-86374-187-7

Stichwortregister

Bücher, die den Horizont erweitern

mankau

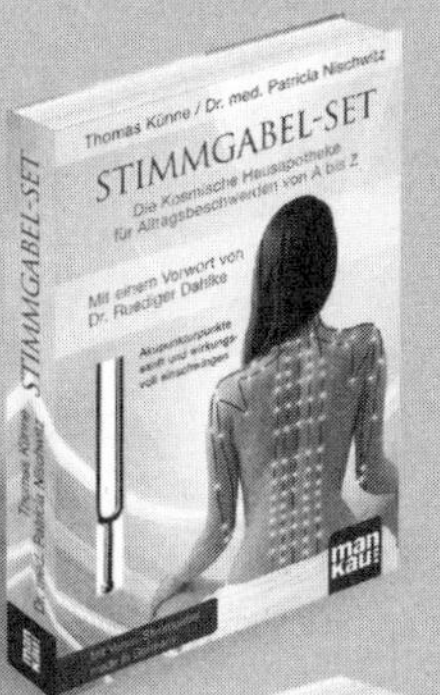

Thomas Künne | Dr. med. Patricia Nischwitz

STIMMGABEL-SET

Die Kosmische Hausapotheke für Alltagsbeschwerden von A bis Z. Akupunkturpunkte sanft und wirkungsvoll einschwingen. Mit Venus-Stimmgabel made in Germany

29,95 € (D) | 30,80 € (A)
ISBN 978-3-938396-66-7

Aktivieren Sie Ihre Selbstheilungskräfte auf angenehme und wirkungsvolle Weise: Durch einfaches Aufsetzen einer schwingenden Stimmgabel können Sie seit Jahrtausenden bewährte Akupunkturpunkte zur Linderung der am weitesten verbreiteten Symptome und Beschwerden einschwingen und anregen.
„Ein bahnbrechendes Set für die eigene Selbstheilung ohne Nebenwirkung." bewusster leben

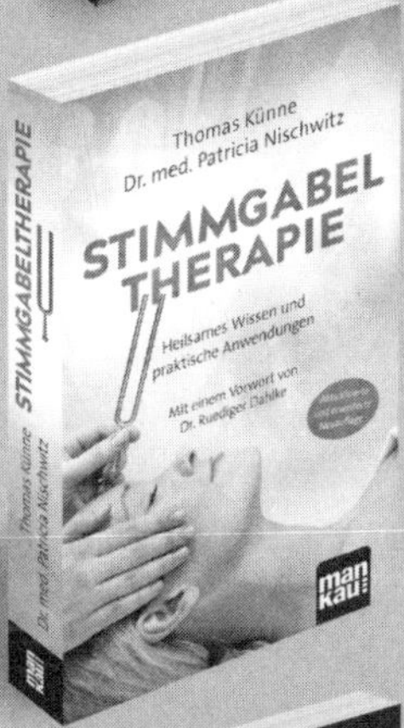

Thomas Künne | Dr. med. Patricia Nischwitz

STIMMGABELTHERAPIE

Heilsames Wissen und praktische Anwendungen. Mit einem Vorwort von Dr. Ruediger Dahlke

12,90 € (D) | 13,30 € (A)
ISBN 978-3-86374-743-5 (E-Book ISBN 978-3-86374-745-9)

Das beliebte Taschenbuch bietet einen wertvollen Einstieg in die faszinierende Welt der heilsamen Schwingungen.

- Ausführlicher praktischer Leitfaden rund um die Stimmgabeltherapie
- Heilsame Anwendungen bei häufigen Symptomen, Blockaden und Beschwerden
- Bewährte Stimmgabel-Balancings zur Vorsorge und Gesunderhaltung

„Ein ‚Must-have' für jede Hausapotheke!" prisma Franken

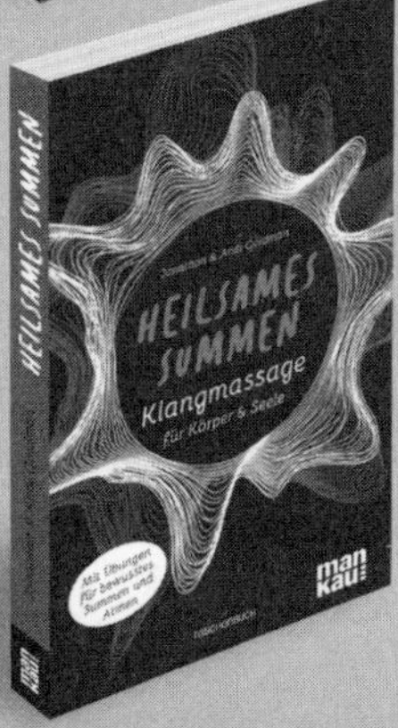

Jonathan Goldman | Andi Goldman

HEILSAMES SUMMEN

Klangmassage für Körper und Seele. Mit Übungen für bewusstes Summen und Atmen

9,95 € (D) | 10,30 € (A)
ISBN 978-3-86374-478-6 (E-Book ISBN 978-3-86374-480-9)

„Ich kann allen, die unter dem Stress der modernen Welt leiden, ‚Heilsames Summen' wärmstens empfehlen. Es handelt sich um eine Beschreibung der wirkungsvollen Selbstheilung, die nicht auf Medikamente setzt und ausschließlich positive Nebenwirkungen, wie Harmonie, Gesundheit und Glück, hat." Dr. Bruce Lipton

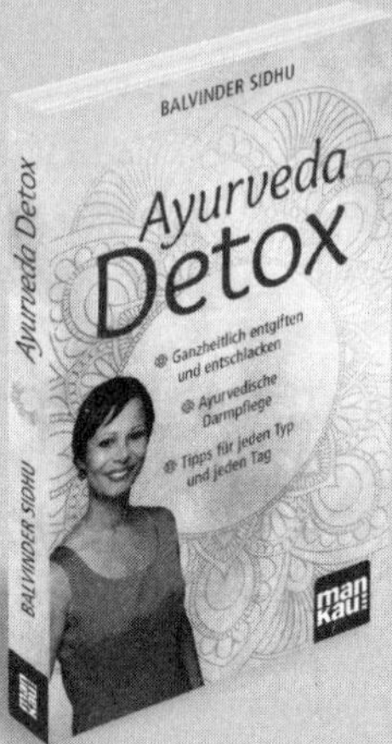

Balvinder Sidhu

AYURVEDA DETOX

Ganzheitlich entgiften und entschlacken – Ayurvedische Darmpflege – Tipps für jeden Typ und jeden Tag

12,95 € (D) | 13,40 € (A)
ISBN 978-3-86374-499-1 (E-Book ISBN 978-3-86374-501-1)

„Die vorgeschlagene 5- oder 10-tägige Entschlackungskur enthält Rezepte für den ayurvedischen Frühstücksbrei, [für die Gerichte] zu Mittag und zu Abend sowie [für] den Fastentrunk, den Detox-Tee und das Ingwerwasser, Ernährungs- und Bewegungstipps für die drei Konstitutionstypen runden das kleine Büchlein ab. Geeignet für Einsteiger_innen zur schnellen und allgemeinen Information." bn-bibliotheksnachrichten

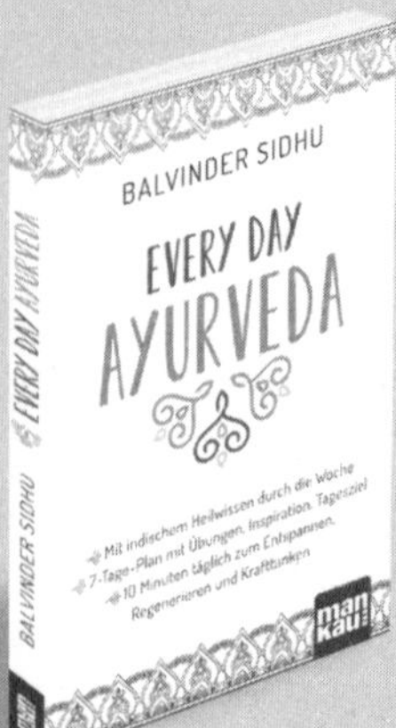

Balvinder Sidhu

EVERY DAY AYURVEDA

Mit indischem Heilwissen durch die Woche – 7-Tage-Plan mit Übungen, Inspiration, Tagesziel – 10 Minuten täglich zum Entspannen, Regenerieren und Krafttanken

16,95 € (D) | 17,50 € (A)
ISBN 978-3-86374-750-3 (E-Book ISBN 978-3-86374-572-1)

Gehören Sie auch zu den Menschen, deren Alltag von Stress geprägt ist? Sie würden gerne täglich mehr für sich, Ihre Gesundheit und Ihr Glück tun? Sie wissen aber nicht genau, was und wie? Ayurveda-Expertin Balvinder Sidhu nimmt Sie an die Hand und begleitet Sie mit Inspirationsfragen, Mantras, Meditationen und Tipps perfekt durch die Woche.

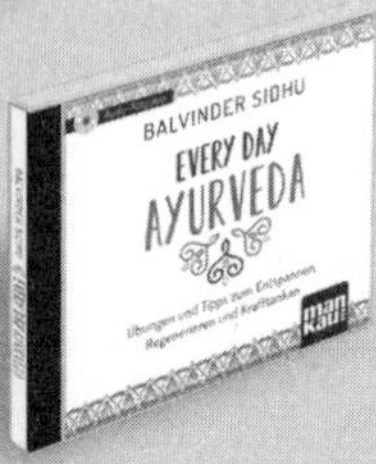

Balvinder Sidhu

EVERY DAY AYURVEDA. AUDIO-RATGEBER

Übungen und Tipps zum Entspannen, Regenerieren und Krafttanken

UVP 12,95 € (D/A) | Download UVP 9,95 €
ISBN 978-3-86374-569-1

Dieser Audio-Ratgeber bietet Ihnen Inspirationen, Mantras, Meditationen und Übungen für Ihre perfekte Woche mit Ayurveda. Von Montag bis Sonntag begleitet Sie Ayurveda-Expertin Balvinder Sidhu mit konkreten Tipps auf Ihrer Reise zu Ihrer ursprünglichen Lebenskraft. Erleben Sie, wie Ihr Inneres von neuer Energie durchströmt wird und Ihr Äußeres zu strahlen beginnt!

Unsere Bücher erhalten Sie in Ihrer Buchhandlung!
Besuchen Sie auch unsere Internetseite mit Leseproben, Autorenvideos, Newsletter, Bestellmöglichkeit und mehr: **www.mankau-verlag.de**

man kau